Clinical Cases Analysis in Cardio-Oncology

肿瘤心脏病学
病例解析

主　审　夏云龙　刘基巍

主　编　刘　莹　方凤奇

副主编　张艳丽　王阿曼　李　佳　吕海辰

中国科学技术出版社

·北　京·

图书在版编目（CIP）数据

肿瘤心脏病学：病例解析 / 刘莹，方凤奇主编 . — 北京：中国科学技术出版社 , 2023.8

ISBN 978-7-5236-0216-4

Ⅰ . ①肿⋯ Ⅱ . ①刘⋯ ②方⋯ Ⅲ . ①肿瘤 - 心脏病 - 病案 Ⅳ . ① R730.6 ② R541

中国国家版本馆 CIP 数据核字 (2023) 第 083019 号

策划编辑	池晓宇　郭仕薪
责任编辑	孙　超
文字编辑	张　龙
装帧设计	佳木水轩
责任印制	徐　飞

出　　版	中国科学技术出版社
发　　行	中国科学技术出版社有限公司发行部
地　　址	北京市海淀区中关村南大街 16 号
邮　　编	100081
发行电话	010-62173865
传　　真	010-62179148
网　　址	http://www.cspbooks.com.cn

开　　本	880mm×1230mm　1/32
字　　数	107 千字
印　　张	5
版　　次	2023 年 8 月第 1 版
印　　次	2023 年 8 月第 1 次印刷
印　　刷	北京盛通印刷股份有限公司
书　　号	ISBN 978-7-5236-0216-4/R·3092
定　　价	168.00 元

编著者名单

主　　审　夏云龙　刘基巍

主　　编　刘　莹　方凤奇

副 主 编　张艳丽　王阿曼　李　佳　吕海辰

编　　者　（以姓氏笔画为序）

王阿曼　大连医科大学附属第一医院

王玥莹　天津医科大学第二医院

王晓杰　大连医科大学附属第一医院

牛丽娟　中国医学科学院肿瘤医院

方凤奇　大连医科大学附属第一医院

邓晓琴　大连医科大学附属第一医院

申静枝　大连医科大学附属第一医院

冯　莉　中国医学科学院肿瘤医院

吕海辰　大连医科大学附属第一医院

刘　彤　天津医科大学第二医院

刘　莹　大连医科大学附属第一医院

刘恩照　天津医科大学第二医院

刘铭雅　香港大学深圳医院

许　纲　天津医科大学第二医院

孙秀丽　大连医科大学附属第一医院

李　佳　大连医科大学附属第一医院

李青松　大连医科大学附属第一医院

李颖庆　中山大学肿瘤防治中心

吴子平　上海交通大学医学院附属仁济医院

汪　成　上海交通大学医学院附属第九人民医院黄浦分院

张　萍　北京清华长庚医院

张艳丽　大连医科大学附属第一医院

陆劲松　上海交通大学医学院附属仁济医院

陈广文　香港大学深圳医院

陈佳慧　复旦大学附属中山医院

林瑾仪　复旦大学附属中山医院

周博达　北京清华长庚医院

赵德婉　大连医科大学附属第一医院

姜一农　大连医科大学附属第一医院

袁　铭　天津医科大学第二医院

殷文瑾　上海交通大学医学院附属仁济医院

郭少华　天津医科大学第二医院

常　青　中国医学科学院肿瘤医院

程蕾蕾　复旦大学附属中山医院

曾　军　上海交通大学医学院附属第九人民医院黄浦分院

学术支持　三度医学

内容提要

　　本书由 30 余位肿瘤学、血液病学及心脏病学专家共同编写而成，是一部实用的新兴交叉学科著作。编者立足肿瘤心脏病学，着眼于肿瘤合并心血管疾病、肿瘤治疗相关心血管损伤、肿瘤累及心血管系统等不同维度，精选了大量真实临床病例，尤其是临床转归不理想的病例，对其进行深入剖析。所选病例覆盖面广，除包含肿瘤患者常见的冠心病、心肌损伤、心力衰竭、心律失常、心脏瓣膜病等心血管疾病外，还囊括了近年来备受关注的免疫性心血管损伤。编者针对各个病例的个体化精细诊治过程，充分展现了多学科交叉协作、紧密配合的必要性及优势。本书汇集了丰富的一线临床实践经验，指导性和实用性强，可作为临床医生处置肿瘤患者心血管疾病的案头参考书。

序 一

　　心血管疾病与恶性肿瘤是全球疾病负担最重的两类疾病，全球每年约有 1800 万人死于心血管疾病，880 万人死于肿瘤。随着医疗科技的发展与进步，抗肿瘤治疗手段日益精进，肿瘤患者长期生存率持续提高。然而，许多抗肿瘤治疗手段可能对心血管系统造成损害。随着肿瘤幸存者群体不断扩大，其生存期内的心血管健康隐患日益凸显，心血管事件已成为肿瘤患者仅次于肿瘤复发的主要死因，甚至在某些癌症患者中已超过肿瘤本身的致死率。同时，伴随人口老龄化的加速，合并心血管基础疾病或危险因素的患者越来越多。此类患者罹患肿瘤后常因心血管并发症使肿瘤治疗受限，预后往往更差。因此，临床医生常需要同时面对来自心血管疾病和肿瘤的双重挑战，两类疾病已经进入"相伴相生"的新时期。两个学科也由此交织融合，形成"肿瘤心脏病学"（cardio-oncology）这一交叉学科。

　　肿瘤心脏病学的思想启蒙出现于 20 世纪 60 年代。当时，国外学者发现广泛应用于各类肿瘤化学治疗方案中的蒽环类药物在产生抗肿瘤效应的同时可导致心力衰竭，于是逐渐开始摸索其最大心脏安全剂量。2000 年，美国 MD Anderson 癌症研究中心率先成立了第一个肿瘤心脏病协作组，标志着肿瘤心脏病学进入临床实践时代。2009 年，第一个肿瘤心脏病学学术组织——国际肿瘤心脏病学学会

（International Cardio-oncology Society，ICOS）在欧洲成立。从 2012 年开始，国外学者陆续发布了指导肿瘤心脏病临床实践的指南与共识文件。

我国的肿瘤心脏病学事业起步较晚。2016 年 6 月，在 ICOS 的支持下，全国 10 余家公立医院的心血管病与肿瘤学专家于大连举办了首届"中国肿瘤心脏病学研讨会"，国内学者首次在此领域进行学术交流，就肿瘤心脏病学在我国的学科名称、定位、发展方向、开展形式等内容进行深入探讨，这门新学科在我国的发展之路由此展开。经过数年的探索与努力，我国的肿瘤心脏病学事业已从最初的呼吁关注，走向临床实践与研究并进的新时期，大家在临床工作中也总结了许多值得思考借鉴的病例。因此，在各地同仁的鼎力支持下，我们精心编辑整理了国内首部肿瘤心脏病学病例集，衷心期望本书的出版能为临床医生处理肿瘤患者的心血管疾病提供参考和帮助。由于书中所述均来自编者的实践经验，而学科发展日新月异，书中可能存在些许偏颇之处，恳请读者不吝批评指正。

事实上，由于研究对象的广泛性和特殊性，肿瘤心脏病学的内涵并不局限于医学科学本身，更可延伸至伦理学、社会学、经济学等诸多人文社会科学领域。作为一门新兴交叉学科，肿瘤心脏病学的发展不仅需要肿瘤学专家与心血管病学专家精诚合作、戮力同心，更需要来自社会各界的关注、支持与帮助，期待越来越多的人加入肿瘤心脏病学实践队伍，为肿瘤患者的心血管健康事业贡献力量！

大连医科大学附属第一医院院长　夏云龙

序　二

　　每年由心血管系统疾病和肿瘤导致的死亡人口占全世界死亡人口的 2/3 以上，2020 年中国新发癌症人数为 457 万例，位居全球第一。近年来，随着肿瘤诊疗水平的提高和肿瘤治疗模式的变革，越来越多的肿瘤患者都实现了长期生存的目标，然而，新的治疗方法带来疗效突破的同时，不良反应的处理也给临床医生带来更大的挑战。除了传统放化疗以外，新型靶向药物、免疫药物导致的心脏毒性同样不容小觑，心血管疾病已成为肿瘤幸存者的主要死因（仅次于肿瘤复发）。因此，"肿瘤心脏病学"（cardio-oncology）这一交叉融合学科应运而生。

　　自 2016 年国内学者开始关注肿瘤心脏病学这门崭新的交叉学科起，我国先后成立了多个肿瘤心脏病学学术组织，倡导并发起"肿瘤心脏病日"，同时开展了相关的临床和研究工作。此外，针对我国肿瘤患者群体的心血管管理指南及专家共识被陆续发布，这些都为临床医生的治疗提供了有力支撑。目前，中国肿瘤心脏病学的发展在众多学者的努力下已初见成果。

　　然而肿瘤心脏病学终究是一门临床实践学科，仅有理论是不够的，真正重要的是在临床中对每个病例的个体化剖析和决策，无论成功的病例，还是失败的病例，它们对于更好地理解相关疾病，以及改进治疗方法都同等重要，而且也有助于在临床实践中对目前的指南与共识进行验证和更新。

基于此，我们在全国范围内征集了肿瘤心脏病学多学科综合诊治的 18 个典型病例，并附上病例分析和思考，汇总整合成国内首个肿瘤心脏病学病例集。这些病例各具特色，基本涵盖了临床常见的肿瘤心脏病类型，其中包括心肌功能不全与心力衰竭、冠状动脉疾病、心律失常、血栓栓塞性疾病、心包疾病、免疫相关心脏毒性等，其中既有成功经验也有治疗不足之处。此外，一些争议也为我们提供了未来的研究方向。希望本书能够使更多人了解肿瘤心脏病学这门学科，为临床医生处理肿瘤患者的心血管疾病提供参考和帮助。肿瘤心脏病学发展较快，书中所述多为编者实践经验汇总，可能存在一些偏颇之处，敬请读者批评指正。

我们相信，随着基础研究与临床研究的持续深入，肿瘤心脏病学的诸多未解之谜将会被逐步揭开，同时期待越来越多的人加入肿瘤心脏病学的队伍，不断推动这一学科领域的发展，为患者提供更规范、更精准的肿瘤心脏病诊疗服务！

大连医科大学附属第一医院肿瘤一科主任　刘基巍

前　言

　　当前，肿瘤治疗领域发生了巨大的变革，许多肿瘤患者正以一种慢性病的模式长期生存，这让患者看到了生存期延长甚至是治愈的希望。研究显示，众多肿瘤幸存者死于非肿瘤因素，而心血管疾病则是主要原因之一。首先，肿瘤治疗手段潜在的心血管毒性常被忽视，进而导致早期干预与保护不足；其次，随着老龄化社会的到来，在原有心血管疾病的基础上新发肿瘤已成为常见现象；最后，肿瘤与心血管疾病常伴有共同的危险因素。2015年中国癌症数据显示，与感染及贫困相关的肿瘤发病率有所下降，与生活方式改变相关的肿瘤发病率持续且快速增长。约40%的肿瘤与不良生活方式有关，如吸烟、饮酒、久坐、肥胖、不健康的饮食等，这些同样也是心血管疾病的危险因素，共同的危险因素和致病机制表明两种疾病体系存在共同的生物学关系和复杂的相互作用。

　　肿瘤治疗相关的心血管毒性引起了国内外学者的重视，建立了"肿瘤心脏病学"（cardio-oncology）这一学科，其定位主要包括：①抗肿瘤治疗引起的心血管毒性；②肿瘤合并心血管疾病；③肿瘤与心血管疾病的共同危险因素与干预；④心脏占位病变（良性与恶性）。迄今，美国、意大利和我国已有多家医疗机构设置了独立诊疗单元，由专门人员开展肿瘤心脏病学的临床及科研工作，并为从业者提供培训服务。在此背景下，大连医科大学附属第一医院携手三度医学、中国肿瘤心脏病学网共同发起"肿瘤心脏病学病例集"征集项目，向国内专家约稿90余篇，经编委会认真审阅和讨论，精选出18个高水平的病例，经整理后完成了这部《肿瘤心脏病学：病例解析》，力求全面、准确地反映肿瘤心脏病学领域新方向、新知识，提升临床医生对肿瘤心脏病的关注，促进多学科、多中心协同合作，建立合理的心血管疾病风险全程管理体系与干预策略。希望该病例集对临床医生处理相关问题具有一定的参考价值和现实意义，对积极推动肿瘤心脏病学多学科规范化诊治和开展临床研究有所裨益。

在此，我们由衷感谢各位同仁的支持与厚爱，感谢各位编者不辞辛苦地撰写和审校，感谢大家为本书顺利出版付出的心血！我国的肿瘤心脏病学正处于快速发展阶段，相信未来会有更多专家加入，让我们一起不忘初心，稳步前行！

由于肿瘤心脏病学发展较快，本书所述难免有偏颇之处，尚祈读者批评指正。

刘 莹　　方凤奇

目　录

肿瘤合并心血管疾病

肿瘤治疗致相关心血管损伤

肿瘤累及心血管系统

肿瘤合并
心血管疾病

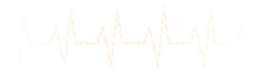

1 结肠癌手术与冠心病的纠葛

【病史简介】

患者，女性，73 岁，2016 年 10 月起出现活动后胸痛，多于快步走时出现，休息可缓解，每次持续约 5min，舌下含服硝酸甘油可以加速缓解。外院胸部 CT 提示"冠状动脉钙化"（未见具体报告）转诊本院。心电图示窦性心律，I、AVL、$V_3 \sim V_6$ 导联 ST 段水平型压低 0.5～1mm。急诊查 NT-proBNP 486pg/ml ↑；cTnT、CK-MB 正常。为行冠状动脉造影，于 2017 年 1 月 23 日收住入院。

既往史：高血压病史 5 年，服用氯沙坦钾 50mg，每日 1 次，平时血压控制良好。

【入院体格检查】

神清，轻度贫血貌。血压 125/75mmHg，心率 80 次 / 分，律齐，听诊未及明显杂音，双肺（－）。

【辅助检查】

1. 生化检查 血红蛋白 89g/L，随机血糖 11.3mmol/L，糖

化血红蛋白 6.3%，入院后两次查粪 OB +～+++。

2. 心电图 胸痛时心电图（图 1-1）；缓解后心电图
（图 1-2）。

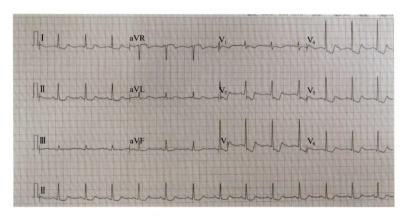

▲ 图 1-1 胸痛时心电图

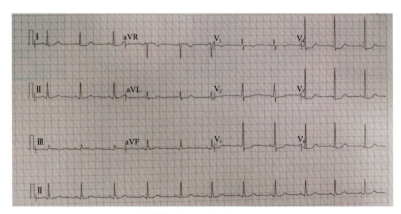

▲ 图 1-2 缓解后心电图

3. 超声心动图 静息状态下未见异常，LVEF 62%。

4. 冠状动脉 CT 左主干、左前降支近中段、左回旋支近中段见多发低密度斑块及钙化斑块，管腔有不同程度的狭窄，左回旋支近段局部狭窄超过 75%。

【出院建议】

冠心病药物治疗：氯吡格雷、他汀类药物和硝酸酯类药物，继续降压药物治疗。

建议尽快明确消化道出血的部位和性质，择期再行冠状动脉造影。

【院外检查】

患者消化内科完善相关检查如下。

1. 胃镜　慢性浅表性胃炎。

2. 腹部 CT　提示升结肠恶性肿瘤可能大，侵犯肠周脂肪伴灶周淋巴结肿大。

3. 肠镜检查　回盲部可见一 3cm 肿块，形态不规则，表面糜烂坏死，活检 4 块，质地硬，易出血，余大肠未见异常。病理报告：溃疡性腺癌。

【入院诊断】

1. 冠状动脉粥样硬化性心脏病，稳定型心绞痛。

2. 结肠恶性肿瘤。

3. 高血压病。

4. 中度贫血。

【治疗经过】

患者明确诊断结肠恶性肿瘤，于 2017 年 2 月 8 日入普外科病房住院治疗。完善检查后，2017 年 2 月 14 日行 3D 腹腔镜右半结肠根治术＋复杂肠粘连松解术，手术顺利，安返病房。

术后第 1 天，患者诉胸闷。急查心电图（图 1-3）示窦性心律，Ⅰ、aVL、$V_2 \sim V_6$ 导联 ST 段呈下斜型压低 0.5～5mm，T 波低平浅倒。cTnT 0.505ng/ml ↑，CK-MBmass 21.39ng/ml ↑，肌红蛋白 229.5ng/ml ↑，NT-proBNP 3644.0pg/ml ↑。

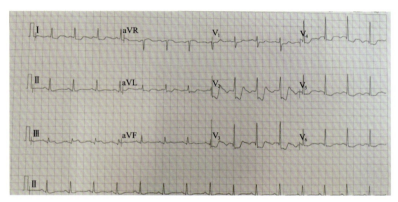

▲ 图 1-3　术后第 1 天心电图

心内科急会诊，诊断为非 ST 段抬高型心肌梗死（NSTEMI），排除出血禁忌，给予阿司匹林肠溶片和氯吡格雷负荷剂量口服，继续低分子肝素抗凝血治疗，建议尽早行冠状动脉血运重建治疗。

实验室指标动态变化（图 1-4）。

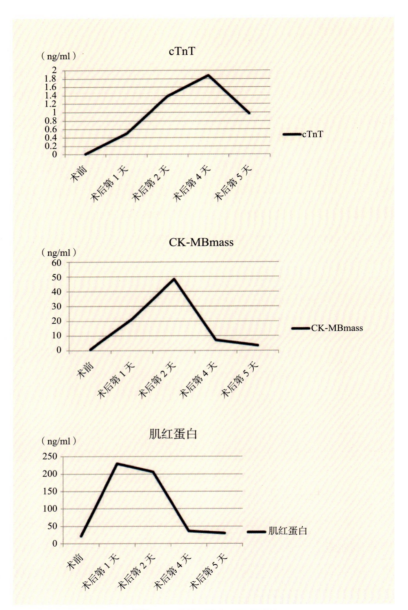

▲ 图1-4 实验室指标动态变化

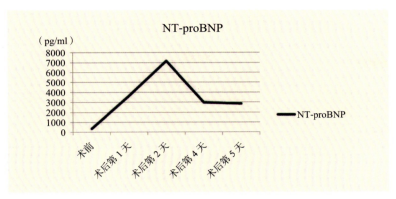

▲ 图 1-4（续） 实验室指标动态变化

【转归】

1. 外科术后第 2 天患者胸痛缓解，住院期间各项观察指标变化见图 1-5，病情稳定后出院。

2. 外科出院后两周患者再次在心内科入院，行超声心动图检查，提示左心室心尖部收缩活动减弱，左心房增大伴轻度二尖瓣反流，LVEF 62%；行冠状动脉造影术（图 1-5），术中见 LAD 近段钙化，近中段起完全闭塞，中远段经自身侧支显影；LCX 粗大，钝缘支中远段病变 80% 狭窄，RCA 细小，未见明显狭窄。于 LAD 中段至近段串联植入 2 枚药物洗脱支架，钝缘支病变处植入 1 枚药物洗脱支架，术后恢复良好。

【总结】

1. 思考与讨论

(1) 对于合并冠心病拟行非心脏外科手术的患者，术前

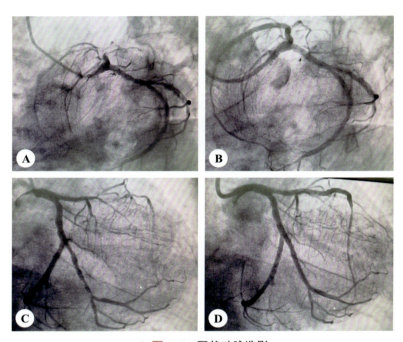

▲ 图 1-5　冠状动脉造影

A. 前降支术前；B. 前降支术后；C. 回旋支术前；D. 回旋支术后

应进行心血管风险评估。根据手术部位、手术种类和手术范围初步确定该手术风险级别，分为低危、中危、高危，分别对应围术期 30 天内心血管疾病死亡和心梗发生率<1%、1%～5%、>5%。该患者结肠癌根治手术属于中危手术。

（2）冠状动脉血运重建手术和非心血管外科手术的先后安排方面，需要区分对待稳定型心绞痛、非 ST 段抬高型急性心肌梗死（NSTEMI）的患者。本例患者初始为稳定性心绞痛，建议先行非心脏外科手术，再完成冠状动脉血管重建术。当她转变为 NSTEMI 患者时，建议根据指南规范积极治疗，如进行血运重建手术。

(3) 有关围术期抗血小板治疗，建议如外科出血风险允许，则围术期全程阿司匹林治疗，如需要停用阿司匹林，术后应尽早恢复。目前建议术前各种抗血小板药物最短停药时间：替格瑞洛需停药 3 天，氯吡格雷需停药 5 天，普拉格雷需停药 7 天。对于有长期抗血小板指征的患者，建议术前完成心内科、肿瘤外科、麻醉科参与的多学科会诊进行围术期抗血小板药物的医疗决策。

2. 病例启示

(1) 面对肿瘤合并冠心病，术前应正确评估围术期心血管风险。

(2) 正确选择冠状动脉重建手术与肿瘤手术的顺序和时机（具体病例需具体分析）。

(3) 围术期抗血小板药的使用需要兼顾血栓高危和围术期出血风险。

(4) 强调多学科讨论的重要性。

（林瑾仪　程蕾蕾）

参考文献

[1] Marco V, Héctor B, Robert A, et al. The Task Force for dual antiplatelet therapy in coronary artery disease of the European Society of Cardiology (ESC) and of the European Association for Cardio-Thoracic Surgery (EACTS). 2017 ESC focused update on dual antiplatelet therapy in coronary artery disease developed in collaboration with EACTS. European Heart Journal, 2017, 0: 1–48.

[2] Fleisher LA, Fleischmann KE, Auerbach AD, et al. 2014 ACC/AHA guideline on perioperative cardiovascular evaluation and management

of patients undergoing noncardiac surgery: a report of the American College of Cardiology/American Heart Association Task Force on Practice Guidelines. Circulation, 2014, 130(24): e278-333.

[3] 中国心胸血管麻醉学会非心脏麻醉分会，中国医师协会心血管内科医师分会，中国心血管健康联盟．抗血栓药物围术期管理多学科专家共识．中华医学杂志，2020, 100(39): 3058-3074.

当乳腺癌遇到心力衰竭 2

【病史简介】

患者，女性，66 岁，半年前自行扪及双侧乳腺肿块，后穿刺病理提示右乳浸润性导管癌，ER（−），PR（−），HER2（+++），Ki-67（60%+），*HER2* 基因扩增呈阳性。

既往史：合并有扩张型心肌病、心力衰竭、房性早搏、冠状动脉粥样硬化，长期服用阿司匹林、阿托伐他汀、依那普利、美托洛尔、螺内酯、氢氯噻嗪、单硝酸异山梨酯治疗，现剧烈活动后有轻度胸闷，一般体力活动不受限。

家族史：有心脏病家族史，同父异母的姐姐因心脏病病逝。

【入院体格检查】

心率 72 次 / 分，律齐，偶可及早搏，心前区可及（2～3）/6 级收缩期杂音，余心脏各听诊区未及病理性杂音。颈静脉无怒张，双下肢无明显水肿。双乳可扪及肿块，边界不清，质中等，无明显触痛，乳头无溢液。

【辅助检查】

肿瘤治疗前复查。

1. 生化检查　NT-proBNP 1279.0pg/ml；肌钙蛋白 T、CK、CK-MM、CK-MB、D– 二聚体均正常。

2. 心电图　窦性心律。

3. 动态心电图　全程基础心律为窦性，平均心率70次／分，房性早搏 231 次，均为单发，未见缺血性 ST-T 改变。

4. 心脏超声　左心房室扩大伴左心室整体收缩活动减弱，左心室射血分数（left ventricular ejection fraction，LVEF）42%，伴有中重度二尖瓣反流。

【入院诊断】

1. 乳腺癌。
2. 扩张型心肌病。
3. 心力衰竭。
4. NYHA Ⅱ 级。
5. 房性早搏。
6. 冠状动脉粥样硬化。

【治疗经过】

考虑患者有扩张型心肌病、心力衰竭，予小剂量抗 HER2 酪氨酸激酶联合小剂量白蛋白紫杉醇化学治疗，同时停用依那普利改为沙库巴曲缬沙坦，余心脏药物同前。

【转归】

根据患者心脏情况，在积极纠正心力衰竭基础上选择对心脏影响较小的乳腺癌化学治疗方案，治疗后患者心功能改善，随访心脏超声 LVEF 提高至 53%，并获得乳腺外科手术的机会。

【总结】

1. 思考与讨论 该患者为局部晚期 HER2 阳性乳腺癌，根据患者肿瘤分期及分子分型，首选抗 HER2 新辅助治疗。但该患者同时合并扩张型心肌病、心力衰竭，使抗肿瘤治疗选择明显受限。充分权衡后，选择小剂量抗 HER2 酪氨酸激酶联合小剂量白蛋白紫杉醇化学治疗，同时积极予心力衰竭正规治疗及抗心律失常药物治疗，后续患者心功能进一步改善，获得外科手术的治疗机会，行乳腺癌改良根治术，术后病理达到完全缓解。该例患者为乳腺癌合并严重心功能不全治疗决策的制订提供了成功经验。

2. 病例启示 针对肿瘤患者在制订肿瘤治疗方案时需要综合考虑患者的全身状况及合并疾病，不仅要从肿瘤治疗角度选择最优化的抗肿瘤方案，还要结合患者综合情况，选择最适合的个体化治疗方式，避免"生于肿瘤死于心脏"。

本例患者在早期选择对心脏影响较小的抗肿瘤方案抑制肿

瘤，同时在积极治疗心脏基础疾病后，心功能得到改善，使其重获肿瘤的外科手术机会，也给患者带来极大的信念支持，为患者完成后续肿瘤及心脏疾病的治疗产生了良好的正向激励作用。

（陈佳慧　程蕾蕾）

肿瘤治疗致相关心血管损伤

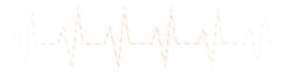

3 弥漫大 B 细胞淋巴瘤自体移植出现心肌炎、心包炎

【病史简介】

患者，女性，59 岁，否认既往高血压、心脏病史，近半年糖耐量受损。2019 年 6 月因双颈部淋巴结进行性肿大行左颈部淋巴结活检，病理及免疫组化符合弥漫大 B 细胞淋巴瘤（non-GCB 型）。完善 PET-CT 及各项化验检查，诊断：弥漫大 B 细胞淋巴瘤（non-GCB 型）Ⅲ期 A 组 IPI 评分 3 分（三表达）。规律予 R-CHOP 方案（利妥昔单抗、环磷酰胺、吡柔比星、长春瑞滨、醋酸泼尼松）诱导及巩固化学治疗 8 个疗程，中期 PET-CT 疗效评估达完全缓解（CR），并完成自体外周血造血干细胞采集。2020 年 4 月 9 日为行自体造血干细胞移植入院。

【入院体格检查】

体温 36.6℃，脉搏 80 次 / 分，呼吸 16 次 / 分，血压 120/80mmHg。颈部、腋窝及腹股沟浅表淋巴结未触及肿大，双肺呼吸音清，未闻及干湿啰音，心律齐，各瓣膜听诊区未闻及病理性杂音，腹软，无压痛，肝脾肋下未触及，双

下肢不肿。

【辅助检查】

1. 血常规 白细胞计数 1.61×10^9/L，中性粒细胞计数 0.49×10^9/L，血红蛋白 128g/L，血小板计数 175×10^9/L。

2. 生化检查 球蛋白 13.7g/L、总蛋白 56.9g/L、白球比为 3.2、总胆固醇 5.33mmol/L、甘油三酯 1.75mmol/L、脂蛋白 a 387mg/L，余心肌酶、转氨酶、肾功能、电解质、血尿酸指标正常。B 型利尿钠肽 92.87ng/L。乳酸脱氢酶（LDH）196U/L。β_2 微球蛋白 1.610mg/L。血沉及 CRP 正常。PCR 检测 EB 病毒、巨细胞病毒、乙肝病毒定量均阴性。(1→3)-β-D- 葡聚糖实验、曲霉菌半乳甘露聚糖检测及曲霉菌抗体正常。

3. 心电图 窦性心律，心室率 97 次 / 分，正常心电图。动态心电图示偶发房性早搏（6 次），部分连发；HRV 正常。

4. 心脏超声 LVEF 59%，心内结构及血流大致正常。

5. 肺 CT 平扫 纵隔内、所示腹膜后及双侧腋窝多发小淋巴结，较前（2019 年 11 月 19 日）相仿；两肺多发结节，较前相仿，支气管炎，左下肺少许慢性炎症，左肺上叶钙化灶，右肺上叶肺大疱，较前相仿；肝囊肿，脾大，脾脏钙化灶。肺功能正常。

6. 全腹 CT 平扫 脾内多发钙化灶；肝内多发囊肿，右肾囊肿；左侧附件区囊性灶；上述征象对比 2019 年 8 月 26 日相仿。

7. 头颅 CT 平扫 脑白质脱髓鞘改变；右侧上颌窦黏膜下囊肿。

【入院诊断】

1. 弥漫大 B 细胞淋巴瘤（non-GCB 型）Ⅲ期 A 组 IPI 评分 3 分完全缓解。
2. 肝囊肿。
3. 左肾囊肿。
4. 左侧附件区囊性灶。
5. 肺大疱。

【治疗经过】

2020 年 4 月 16 日开始 SEAC 方案预处理：司莫司汀 450mg 回输前第 6 天，依托泊苷 300mg 回输前第 5、4、3、2 天，阿糖胞苷 500mg 回输前第 5、4、3、2 天，环磷酰胺 2160mg 回输前第 5、4、3、2 天。2020 年 4 月 22 日、2020 年 4 月 23 日回输造血干细胞。2020 年 4 月 24 日夜间患者出现吸气时胸痛，气短，血压下降至 67/38mmHg，氧分压 62mmHg，血氧饱和度 90%，超敏肌钙蛋白 I 4.276μg/L，肌酸激酶同工酶 20.42μg/L，肌红蛋白 226.36ng/ml，B 型利尿钠肽 280.01ng/L；心电图：窦性心动过速，肢导低电压，Ⅱ、Ⅲ和 aVF 导联 ST 段略上抬，Ⅲ和 aVF 导联异常 Q 波。给予面罩吸氧、止痛、补液、利尿、多巴胺升血压等对症治疗。2020 年 4 月 25 日夜间开始低热，体温 37.3～37.6℃，已处于粒细胞缺乏伴发热阶段，给予哌拉西林钠舒巴坦钠联合氟康唑、复方磺胺甲噁唑片、泛昔洛韦片抗感染。监测心电图：持续低电压，Ⅱ、Ⅲ、aVF 导联 ST 段无明显变化。超敏肌钙蛋白 I 最高升至 49.725μg/L，B 型利尿钠肽升至 1927.89ng/L，但吸气时胸痛缓解，活动后仍感气短，持续面罩吸氧 10L/min，指尖血氧饱和度维持在 95%。2020 年 4 月 26 日行床旁心脏超声：少量心包积液、左侧胸腔积液。此后体温进一步升高至 39℃，血小板＜10×10^9/L，间断成分血输注，加强利尿，重组人粒细胞刺激因子及重组人血小板生成素促造血，升级抗生素至美罗培南联合泊沙康唑，体温很快恢复，气短进一步好转。荧光定量 PCR 监测 EB 病毒、巨细胞病毒及呼吸道病原体谱均阴性，G 实验及 GM 实验阴性，血培养阴性。

【转归】

患者自体造血干细胞移植预处理后心肌炎、心包炎明确，但急性心肌梗死尚不能除外。待患者体温稳定、血象回升后于 2020 年 5 月 10 日复查心脏超声：LVEF 58%，少量心包积液；心电图：心电轴左偏，无明显肢导低电压，Ⅱ、Ⅲ、aVF、V_4、V_6 导联异常 Q 波，ST 段略上抬。此时患者未吸氧状态下，指尖血氧饱和度可维持在 95%。行冠状动脉 CT：左冠状动脉主干未见异常，左前降支心肌桥，左前降支和左回旋支粥样硬化（包括斑点样钙化）伴轻微狭窄；右冠状动脉轻微粥样硬化；肌部室间隔增厚；胸主动脉粥样硬化；肺动脉未见栓塞；右肺上叶磨玻璃结节，直径约 4mm；左肺上叶点状钙化灶，右肺上叶肺大疱，双肺少许纤维条索影，心包少许积液征象。复查超敏肌钙蛋白 I 下降至 0.151μg/L，B 型利尿钠肽下降至 99.27ng/L。

【总结】

1. 思考与讨论　该弥漫大 B 细胞淋巴瘤患者，经过一线标准免疫化学治疗 R-CHOP 方案治疗 8 个疗程，其中吡柔比星是常见引起心脏毒性的蒽环类化学治疗药，但该患者远未达到最大累积限制剂量。且既往化学治疗期间常规监测心功能、心脏超声等无异常。除了蒽环或蒽醌类化学治疗药，尚无法评估其他化学治疗药引起心脏不良反应的风险。该患者经过自体移植的化学治疗预处理后出现心肌炎、心包炎，经冠状动脉 CT 检查除外原发心脏病。免疫受抑宿主易合并各类感染，病毒性心肌炎亦不能完全除外。但该患在出现心肌炎、心包炎之前尚无明确呼吸道等感染迹象。结合相关文献，考虑预处理用药环磷酰胺协同其他化学治疗药导致心脏毒性的可能。

2. 病例启示　通过这例弥漫大 B 细胞淋巴瘤患者自体移植中出现心肌炎、心包炎的诊治过程，提高大家对淋巴瘤自体移植预处理心脏毒性并发症的预警，采取监测和针对性地防治措施以最小化心脏毒性。

（申静枝　孙秀丽　赵德婉）

参考文献

[1] Bhagat A, Kleinerman ES. Anthracycline-induced cardiotoxicity: causes, mechanisms, and prevention. Adv Exp Med Biol, 2020, 1257: 181–192.

[2] Julie Kay Baker, Jessica Shank-Coviello, Bin Zhou, et al. Cardiotoxicity in hematopoietic stem cell transplant: keeping the beat. Clin Lymphoma Myeloma Leuk, 2020, 20(4): 244–251.

[3] Auner HW, Tinchon C, Brezinschek RI, et al. Monitoring of cardiac function by serum cardiac troponin T levels, ventricular repolarisation indices, and echocardiography after conditioning with fractionated total body irradiation and high-dose cyclophosphamide. Eur J Haematol, 2002, 69(1): 1-6.

[4] Moriyama S, Fukata M, Kusaba H, et al. Acute and chronic effects of cancer drugs on the cardiovascular system. Heart Fail Clin, 2020, 16(2): 231-241.

4 滑膜肉瘤患者异环磷酰胺化学治疗后心房颤动

【病史简介】

患者，男性，68岁，因"心悸10年余，加重7天"于2018年12月7日收入天津医科大学第二医院心脏科。患者入院前10余年间无明显诱因间断出现心悸，偶伴有出汗，伴恶心呕吐，无胸闷憋气，无心前区及后背部疼痛，数小时后可自行恢复。患者2个月前诊断为滑膜肉瘤（后肩部），与2018年10月21日行手术治疗，后病情反复，于2018年12月1日行盐酸多柔比星脂质体＋异环磷酰胺注射治疗，后出现心悸症状持续不缓解。既往心房颤动病史10余年，平素口服"心律平"（普罗帕酮）100mg，每日3次，心悸时口服"胺碘酮"，数小时后可自行恢复窦性心律，未系统诊治。既往高血压病史10余年，最高可达170/120mmHg，平素规律口服"厄贝沙坦氢氯噻嗪""硝苯地平控释片"，血压控制良好。否认糖尿病、冠心病、脑血管病等病史。

【辅助检查】

1. 心电图　入院心电图示心房颤动，心室率 146 次 / 分（图 4-1）。

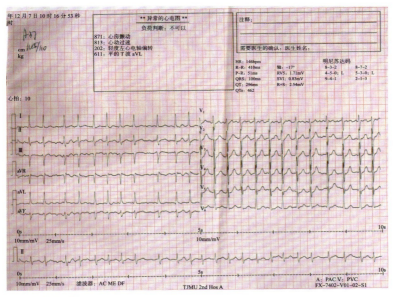

负荷判断：不可以

▲ **图 4-1**　入院心电图

2. 生化检查　白细胞计数 9.86×10^9/L，淋巴细胞百分比 10.4%，红细胞计数 4.67×10^{12}/L，血红蛋白 150g/L，血小板计数 174×10^9/L，中性粒细胞百分比 84.2%；B 型利尿钠肽 2809ng/L，肌钙蛋白 I 0.019ng/ml，D- 二聚体 520.55ng/ml；部分凝血活酶时间 20.4s，凝血酶原时间 11.1s；尿酸 298.5μmol/L，肌酐 69.9μmol/L，肌酸激酶 35U/L，肌酸激酶同工酶 6U/L；钾 3.6mmol/L，钠 140.3mmol/L，氯 101.6mmol/L。

【治疗经过】

患者入院后给予西地兰（去乙酰毛花苷）、地尔硫䓬、美托洛尔等控制心律。Holter 示异位心律；心房颤动；每 24 小时 30 次 > 2s 长 RR，最长 RR 3.1s；每 24 小时 3 次室性期前收缩；ST-T 改变。行经胸超声心动图及食管超声检查：LAD 43.6mm，IVS 9.0mm，LVED 48.6mm，EF 61%，食管超声未发现心房血栓。患者遂行电生理检查及射频消融术（图 4–2），术后恢复窦性心律（图 4–3）。

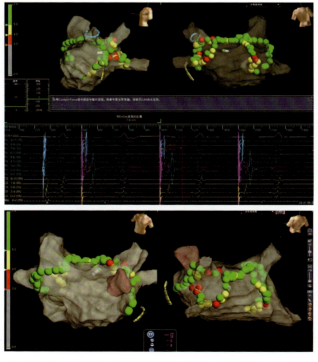

▲ 图 4-2　心房颤动导管消融术中三维电解剖图，行肺静脉电隔离联合线性消融

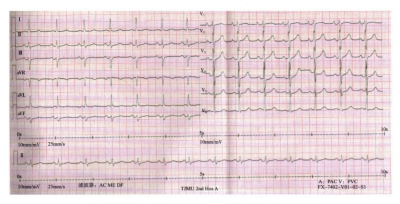

▲ 图 4-3   消融术后心电图示恢复窦性心律

【转归】

患者出院后规律服用利伐沙班片、稳心颗粒、盐酸胺碘酮片、厄贝沙坦、硝苯地平控释片，心房颤动控制良好。

【总结】

1. 思考与讨论   既往研究发现，化学治疗药如顺铂、多柔比星、异环磷酰胺，靶向治疗药如依鲁替尼、曲妥珠单抗等均有心脏毒性，可导致心房颤动的发生。在使用这些药物时应注意患者隐匿的心房颤动症状（如心悸等）的发生，早发现，早治疗。射频消融治疗抗肿瘤药相关心房颤动的病例报道和相关研究很少，其围术期风险和远期预后需要进一步评估。

2. 病例启示   患者因滑膜肉瘤行多柔比星＋异环磷酰胺注射治疗，出现心房颤动症状，平素不规律服用胺碘酮，症状持续不缓解，行电生理检查及射频消融术后患者恢复窦性心律。

（袁　铭　许　纲　刘　彤）

TNT 升高，免疫治疗何去何从 5

【病史简介】

患者，男性，83岁，因心肌梗死后半年余，发现肝内占位1个月，心肌标志物异常1天就诊。

2020年6月，患者突发胸闷、胸痛于外院就诊，心电图提示"aVR 导联 ST 段抬高"，肌钙蛋白 T 0.39ng/ml，收入院拟行 PCI，术前出现消化道出血、急性左侧心力衰竭，予以抗心力衰竭、输血、呼吸机辅助通气等治疗后好转，当时查 AFP 258ng/ml，上腹部增强 CT 未见异常。心脏超声提示"左心房增大，中重度二尖瓣反流，轻度主动脉瓣反流，LVEF 44%"。患者于我院心内科定期随访，予以"沙库巴曲缬沙坦、美托洛尔缓释片"等治疗。AFP＞1000ng/ml（2021年1月13日），肝脏增强 MR 提示"肝内多发转移瘤可能性大"（2021年1月18日）。后患者于外院就诊，PET-CT 提示"考虑为胃体 MT 伴胃周大网膜转移、肝脏多发转移，肝胃间隙淋巴结、盆腔腹膜转移待排"（2021年1月27日），肝占位穿刺病理提示"上皮细胞恶性肿瘤"（2021年1月27日），免疫组化（2021年1月27日）："Ki-67（70%+），GPC3（+），AFP（+），ARG-1（－），Hepa（－），CK7（+），CK19（－），CD34（血窦稍丰富），S100p（+），p63（少量+），p40（－），TTF-1（－）"，予以

PD-1 抑制药（信迪利单抗 200mg，每 3 周 1 次）治疗（2021 年 1 月 31 日），拟行第 2 周期免疫治疗前（2021 年 2 月 20 日），氨基末端脑利尿钠肽前体 1617.0pg/ml，肌钙蛋白 T 0.044ng/ml，心电图示"窦性心律，频发房性早搏，ST 段改变"，于 2021 年 2 月 20 日至我院肿瘤心脏病专病门诊就诊。

既往否认高血压、糖尿病等慢性病史。否认家族性遗传病史。

【入院体格检查】

神清，气平，血压 106/70mmHg，双肺未及啰音，心率 90 次 / 分，律不齐，可及早搏，双下肢无水肿。

【辅助检查】

1. 心肌损伤标志物（2020 年 7 月 3 日） 氨基末端脑利尿钠肽前体 4030pg/ml，肌钙蛋白 T 0.20ng/ml。

2. 生化检查（2020 年 7 月 3 日） 谷丙转氨酶 22U/L，尿素氮 10.7mmol/L，肌酐 86μmol/L，尿酸 538μmol/L，钾 3.6mmol/L，钠 143mmol/L，氯 109mmol/L。

3. 凝血功能（2020 年 7 月 3 日） D- 二聚体 1.65mg/L。

4. 血常规（2020 年 7 月 3 日） 白细胞计数 5.1×10^9/L，中性粒细胞百分比 72.7%，血红蛋白 111g/L，血小板计数 187×10^9/L。

5. 肿瘤指标（2020 年 7 月 3 日） AFP 258.4ng/ml，CEA 4.15ng/ml，CA19-9 33.73U/ml。

6.肿瘤指标（2021年1月13日） AFP＞1000ng/ml。

7.心肌损伤标志物（2021年1月22日） 氨基末端脑利尿钠肽前体1369.0pg/ml，肌钙蛋白T 0.061ng/ml。

8.心肌损伤标志物（2021年2月20日） 氨基末端脑利尿钠肽前体1617.0pg/ml，肌钙蛋白T 0.044ng/ml。

9.心脏超声（2020年7月8日） 左心房增大，中重度二尖瓣反流，轻度主动脉瓣反流，左心室下壁收缩活动减弱，LVEF 44%。

10.心脏超声（2021年1月28日） 左心房增大，轻度二尖瓣反流，左心室下壁收缩活动减弱，LVEF 60%。

11.上腹部平扫＋增强MR（2021年1月18日） 肝内多发转移瘤可能性大，肝内可见多发大小不等异常信号影，大者最大直径为37mm。

【入院诊断】

1.心功能不全。

2.陈旧性心肌梗死。

3.胃恶性肿瘤。

4.肝继发恶性肿瘤。

【治疗□□】

□□既往有陈旧性心肌梗死病史，未行血供重建。转移性□□诊断明确，已行1个周期PD-1抑制药的免疫治疗，第2□□期治疗前，发现心肌损伤标志物升高，但是较基线水平变化不明显，暂不支持免疫性心肌炎诊断，治疗上继续予以"沙库巴曲缬沙坦 50mg，每日 2 次，口服"，同时加用"美托洛尔缓释片 23.75mg，每日 1 次，曲美他嗪 20mg，每日 3 次，口服"，密切观察临床症状及心肌损伤标志物水平。

患者继续在严密监测下，完成 6 个周期 PD-1 抑制药的免疫治疗，无明显胸闷、气促症状，心肌损伤标志物基本维持在基线水平（图 5-1 和图 5-2），复查 MR，肝脏肿块较前明显缩小。

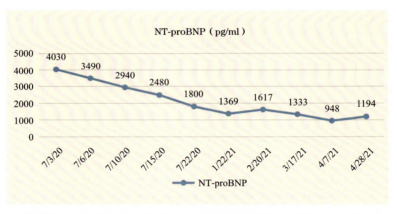

▲ 图 5-1　心肌损伤标志物氨基末端脑利尿钠肽前体基本维持在基线水平
图内时间按"月 / 日 / 年"形式表述

监测检查如下。

1. 心肌损伤标志物（2021 年 3 月 17 日）　氨基末端脑利尿钠肽前体 1333.0pg/ml，肌钙蛋白 T 0.047ng/ml。

2. 心肌损伤标志物（2021 年 4 月 7 日）　氨基末端脑利尿钠肽前体 948.0pg/ml，肌钙蛋白 T 0.054ng/ml。

3. 心肌损伤标志物（2021 年 4 月 28 日）　氨基末端脑利尿

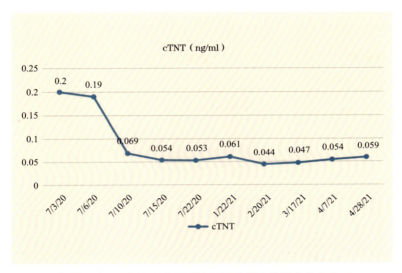

▲ 图 5-2　心肌损伤标志物肌钙蛋白基本维持在基线水平

图内时间按"月／日／年"形式表述

钠肽前体 1194.0pg/ml，肌钙蛋白 T 0.059ng/ml。

4. 心脏超声（2021 年 5 月 6 日）　左心房增大，中度二尖瓣反流，轻度三尖瓣反流，轻度主动脉瓣反流，左心室下壁收缩活动轻度减弱，LVEF 62%，整体纵向应变（GLS）12.9%（图 5-3）。

5. 上腹部平扫＋增强 MR（2021 年 5 月 5 日）　胃体恶性肿瘤肝转移治疗后，肝右叶病灶边缘存活。肝右叶可见多枚淡片状异常信号影，增强扫描边缘强化，大者最大直径约 15mm。

【转归】

患者心功能稳定，肝内肿块较前明显缩小，评价为 PR。

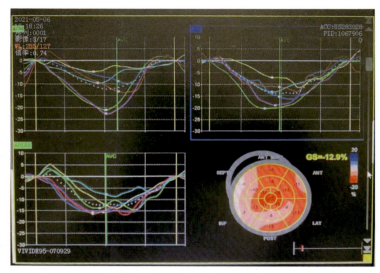

▲ 图 5-3　心脏超声二维斑点成像

【总结】

1. 思考与讨论　免疫检查点抑制剂（ICI）的临床应用日渐增多，与其相关的不良反应也逐渐显现。其中，ICI 相关心肌炎虽然发生率不高，一旦发生并进展，往往病程凶险，预后较差。

ICI 所致心脏毒性包括心肌炎、心包炎、心律失常、心功能不全等，一般发生于用药后 6 周，症状多变。

ICI 相关心肌炎的诊断主要依靠心电图、心超及心肌损伤标志物（如肌钙蛋白、脑钠肽等），但其诊断缺乏特异性的指标，需排除其他原因导致的心肌损伤。在启动 ICI 治疗前，建立基线水平非常重要。

对于该例患者，转移性肝癌诊断明确，已失去手术机会。

ORIENT-32 研究是 PD-1 抑制药（信迪利单抗）联合（贝伐珠单抗）用于不可切除肝癌一线治疗的一项随机、对照、开放的多中心Ⅲ期临床研究。与标准治疗索拉非尼相比，信迪利单抗联合贝伐珠单抗方案显著延长了患者的总生存期和无进展生存期，12 个月生存率达到了 62.4%。

该患者同时合并陈旧性心肌梗死、心功能不全，故仅选用信迪利单抗单药治疗。在启动 ICI 治疗前，基线即有 NT-proBNP 及 TnT 的轻度升高，1 个周期后，心肌损伤标志物与基线水平相当，根据《免疫检查点抑制剂相关心肌炎监测与管理中国专家共识（2020 版）》及诺氏药物不良反应评估量表，考虑其心肌损伤标志物的升高为 ICI 引起的可能性较小，故临床选择在严密监测下继续 ICI 治疗，最终取得较好临床结果。

2. 病例启示 心脏损伤不是抗肿瘤治疗的禁忌也不是终点，在临床治疗中，既要重视 ICI 相关心肌炎的发生，又要注意鉴别心肌损伤标志物异常的原因，避免误判，导致不必要的停药，使患者错失抗肿瘤治疗的机会。

肿瘤心脏病学科的发展将能更好更全面地处理抗肿瘤治疗相关心脏损伤。

（曾 军 汪 成）

参考文献

[1] 免疫检查点抑制剂相关心肌炎监测与管理中国专家共识 (2020 版). 中国肿瘤临床, 2020,47(20):1027–1038.

免疫检查点抑制剂相关多系统功能障碍

【病史简介】

患者，男性，74岁，主诉：喉癌新辅助化学治疗后放射治疗7次，发热12天，加重伴呼吸困难2天，于2021年11月12日入放射治疗病区。

现病史：患者2018年8月无明显诱因出现声音嘶哑，饮水呛咳，吞咽困难，无咽痛、咽异物感，无咳嗽、咳痰、咯血，无呼吸困难，未重视及诊治。2021年8月至外院行CT及喉镜检查，结果提示喉癌。未予特殊治疗。于2021年8月18日到我院行甲状腺及颈部淋巴结彩超，结果提示喉前区实性占位（大小约72mm×60mm），考虑恶性。双侧颈部Ⅲ、Ⅳ区淋巴结较大，约17mm×6mm（左）、22mm×6mm（右），考虑反应性淋巴结声像改变。甲状腺未见明显占位性病变。2021年8月20日行电子喉镜检查＋活检示喉癌。病理：（右侧声带、室带肿物活检）镜下示黏膜鳞状上皮重度异型增生、癌变，组织取材表浅，未能判断有无间质浸润。2021年8月20日颈、胸部CT平扫＋增强示喉部病变，考虑喉癌，侵犯喉前软组织。双侧颈部Ⅳ、Ⅵ区、双侧气管食管沟多发小淋巴结，不除外转移。双肺多发小结节及磨玻璃灶，考虑炎性增殖灶可能。2021年

8月27日、2021年9月17日和2021年10月9日行"白蛋白紫杉醇400mg＋顺铂110mg＋特瑞普利单抗240mg"化学治疗＋免疫治疗3个疗程，化学治疗后四肢麻木，双下肢骨痛明显，口服营养神经药及止痛药后稍有好转。化学治疗联合免疫治疗2个疗程后，复查，喉部病变明显缩小，疗效PR。2021年11月1日开始行根治性放射治疗，处方剂量：喉原发肿瘤PTV 70Gy/33F，双颈淋巴结PTV 68Gy/33F，高危预防照射60Gy/33F，低危预防照射54Gy33/F，已完成7次。为保证放射治疗期间营养，2021年10月29日在胃镜下留置十二指肠营养管。患者2021年11月1日放射治疗1次后，当天夜间出现低热，体温约37.5℃，未及时诊治。2021年11月4日体温38.5℃，予以急查胸部CT平扫，结果示右中肺及双下肺见多发斑片状高密度影，考虑炎症。2021年11月5日门诊实验室检查示C反应蛋白158.66mg/L；11月8日实验室检查示C反应蛋白170.25mg/L↑，白细胞计数14.25×10^9/L，中性粒细胞百分比89.8%，血糖11.37mmol/L，建议患者入院进一步治疗，家属拒绝入院治疗，门诊予以左氧氟沙星抗感染治疗，患者仍有反复发热。患者昨日出现气促、呼吸困难症状，发热最高体温39℃，当日查血示C反应蛋白280.02mg/L，降钙素原7.94ng/ml，白细胞计数16.28×10^9/L，中性粒细胞百分比96.6%，血糖21.57mmol/L。急诊收入院。

既往史：外院局麻下输精管结扎术后40年；2型糖尿病。

【入院体格检查】

体温38.3℃，脉搏140次/分，呼吸频率30次/分，血压

128/81mmHg，SPO 277%。神志清醒，双下肺湿啰音，心率 140 次 / 分，律齐，双下肢中度水肿。

【辅助检查】

1. 感染性指标 2021 年 11 月 5 日：CRP（0～3mg/L）158.66mg/L ↑↑。11 月 8 日：CRP 170.25mg/L ↑↑，白细胞计数 14.25×10^9/L ↑，中性粒细胞百分比 89.8%↑，血糖 11.37mmol/L↑。2021 年 11 月 12 日：CRP 280.02mg/L ↑↑，PCT 7.94ng/ml↑，白细胞计数 16.28×10^9/L↑；中性粒细胞百分比 96.6%↑，血糖 21.57mmol/L ↑↑。

2. 心肌损伤 / 心衰三项（2021 年 11 月 12 日 16:45） cTnI （0～0.026ng/ml）1.996ng/ml ↑↑，MYO（0～140ng/ml）> 1200ng/ml ↑↑，BNP（0～100pg/ml）1360.72pg/ml ↑↑。

3. 心电图（2021 年 11 月 12 日 17:27） 窦性心动过速 145/min，频发房性早搏，V_2 导联 R 波递增不良，ST-T 改变（V_1、V_2 导联 ST 上抬 0.1～0.3mV），考虑存在心肌缺血、AMI 待排。

4. 复查感染性指标（2021 年 11 月 13 日） 09:48，PCT （0～0.05ng/ml）7.94ng/ml ↑↑；16:48，PCT（0～0.05ng/ml） 12.74ng/ml ↑↑；09:04，白细胞计数 16.28×10^9/L↑，中性粒细胞百分比 96.6% ↑↑；16:18，白细胞计数 13.72×10^9/L↑，中性粒细胞百分比 96.6% ↑↑。

5. 生化检查（2021 年 11 月 13 日） 09:59，K^+ 3.7mmol/L；16:47，K^+ 3.4mmol/L↓；09:59，ALB（40～55g/L）26.5g/L ↓↓；16:47，ALB（40～55g/L）25.2g/L ↓↓；16:49，D-二聚体（0～0.55μg/ml）/FDP（0～5μg/ml）5.97μg/ml ↑↑ /13.8μg/ml↑。

6. 血气分析（2021 年 11 月 13 日 16:20） pH 7.54↑，PCO_2（35～45mmHg）26.7mmHg↓，BE_{ecf} 0.3mmol/L，BE_b 0.2mmol/L，LAC（0.5～2.5mmol/L）3.5mmol/L↑。

7. 床旁 X 线检查 考虑双侧中下肺野炎症，右肺野部分实变可能性大。

【入院诊断】

1. 声门型喉癌。
2. 肺部感染。
3. 急性心力衰竭（？）。
4. 2 型糖尿病。

【治疗经过】

1. 门诊阶段给予"左氧氟沙星"抗感染无效；入院后升级抗生素为"泰能"（注射用亚胺培南西司他丁钠），并给予"氨溴索"祛痰。

2. 高流量吸氧、改善缺氧表现；复方氨基比林退热，补充白蛋白，并"新活素"（冻干重组人脑利尿钠肽）减轻心脏负荷，呋塞米利尿，依诺肝素抗凝血。

3. 予"日达仙（胸腺素）、免疫球蛋白"提高免疫力，积极补钾、控制血糖。

4. 予"倍他乐克"（美托洛尔）控制过快心率，予"西地兰"（去乙酰毛花苷）强心。

5. 转入 ICU。

【调整诊断】

1. 急性心力衰竭。
2. 肺部感染。
3. 声门型喉癌。
4. 2 型糖尿病。

【治疗措施】

1. HFNC 给氧，提高机体氧供。
2. 护心，必要时给予强心制剂。
3. 利尿，降低循环负荷，减轻心脏前负荷。
4. 给予脑利尿钠肽护心，减轻肺循环阻力、利尿。
5. 抗感染、化痰。
6. 纠正水电解质紊乱，维持内环境稳定。

【辅助检查】

实验室检查回报（2021 年 11 月 13 日）。

1. 心肌损伤 / 心衰三项　08:26，cTnI 1.264ng/ml ↑↑，MYO＞1200ng/ml ↑↑，BNP 1251.32pg/ml ↑↑；20:33，cTnI 1.477ng/ml ↑↑，MYO＞1200ng/ml ↑↑，BNP 2722.07pg/ml ↑↑。

2. 生化检查　08:34，D- 二聚体 4.85μg/ml ↑↑；20:22，D- 二聚体 5.47μg/ml ↑↑。

3. 心电图　10:08，快速心房颤动 159 次 / 分，V_2 导联呈 QS，ST-T 改变（V_1～V_3 导联 ST 上抬 0.1～0.3mV 大致同

前），存在急性心肌缺血，AMI 待排；19:35，窦性心动过速 126 次 / 分，频发房性早搏，短阵心房颤动，V_2 导呈 QS，ST-T 改变较前稍加重，存在急性心肌缺血，MI 待排。

4. 白蛋白及感染性指标 08:35，白蛋白 26.3g/L↓↓；20:02，白蛋白 26.6g/L↓↓。07:47，白细胞计数 / 中性粒细胞百分比 14.63×10^9/L/97.3%↑，19:35，白细胞计数 / 中性粒细胞百分比 15.07×10^9/L/96.9%↑。11:37，降钙素原 15.42ng/ml↑↑；21:17，降钙素原 8.9ng/ml↑↑。21:17，IL-6（0～7pg/ml）162.3pg/ml↑↑。

5. 血气分析（09:31） pH 7.541↑，PCO_2 33.1mmHg↓，PO_2 60.9mmHg↓，BE_{ecf} 5.2mmol/L↑，BE_b 4.7mmol/L↑，LAC 2.72mmol/L↑。

6. 尿常规 酮体始终正常。

【调整治疗方案】

1. HFNC，继续补充白蛋白。

2. "泰能"（注射用亚胺培南西司他丁钠）抗感染，丙种球蛋白提高免疫力。

3. 谷胱甘肽、多烯磷脂护肝。

4. 单硝酸异山梨酯、曲美他嗪调节心肌代谢，"新活素"（冻干重组人脑利尿钠肽）减轻心脏负荷，胺碘酮控制心房颤动，地高辛、去乙酰毛花苷强心。

【订正诊断】

免疫检查点抑制剂相关心肌炎、肺炎、肌炎，以及急性心

衰伴 Ⅰ 型呼吸衰竭。

【治疗原则】

2021 年 11 月 14 日开始。

1. 给予激素冲击疗法，甲泼尼龙 500～1000mg，每日 1 次，3 天。

2. 抗凝血，依诺肝素 6000U，皮下注射，每日 1 次。

3. 继续积极抗感染，"泰能"（注射用亚胺培南西司他丁钠）1.0g，每 8 小时 1 次。

4. 胺碘酮控制心房颤动。

5. 继续护肝，补充白蛋白，利尿，纠治低血钾等电解质异常。

【治疗效果】

2021 年 11 月 15 日：气促、呼吸困难症状改善，SPO_2 升至 97%～100%，下肢水肿消退，cTnI 0.847ng/ml，BNP 1013.03pg/ml，MYO＞1200ng/ml，PCT 5.75ng/ml，IL-6 35.11pg/ml。

2021 年 11 月 16 日：症状进一步改善，调低氧浓度，SPO_2 仍维持正常。cTnI 0.481ng/ml，BNP 599.88pg/ml，MYO＞1200ng/ml，PCT 3.77ng/ml，ALB 32g/L。

2021 年 11 月 17 日：cTnI 0.899ng/ml，BNP 492.97pg/ml，MYO＞1200ng/ml，PCT 2.07ng/ml，IL-6 12.48pg/ml。

2021年11月21日：床旁X线检查示双肺炎症较前吸收。

2021年11月21日：心电图示加速房律104次/分，频发房性早搏，ST-T改变。

【后续治疗阶段】

1. 甲泼尼龙500～1000mg，每日1次，3天后减量为120mg，每日1次，以后3天减为80mg，每日1次，以后5天减为40mg，每日1次。

2. 抗凝血，依诺肝素4000～6000U，皮下注射，每日1次。

3. 抗感染，"泰能"（注射用亚胺培南西司他丁钠）1.0g，每12小时1次。

4. 继续护肝，补充白蛋白，利尿，纠治低血钾等电解质异常。

【转归】

2021年11月26日：转出ICU，回转放射治疗病区继续治疗。

2021年11月26日：09:51，cTnI 0.246ng/ml，BNP 93.36 pg/ml，MYO＞1200ng/ml；11:26，PCT 0.3ng/ml；08:57，白细胞计数13.68×10^9/L，中性粒细胞百分比96%；09:34，白蛋白40.9g/L。

2021年11月28日：停用激素、依诺肝素、抗生素，出院。

【总结】

1. 思考与讨论　此患者有应用免疫检查点抑制剂（特瑞普利单抗）治疗史，免疫相关不良反应事件（immune related adverse event, IRAE）可发生于 60% 的患者，涉及全身各系统，尤其是免疫系统相关：疲劳、红疹、瘙痒、腹泻、肺炎、甲状腺功能异常、内分泌紊乱、肌炎等；其中 10%～15% 为Ⅲ～Ⅳ级；致命性的发生率 0.3%～1.3%；心脏相关<1%（治疗开始后第 2～454 天），致死率高达 46%。

2. 病例启示

(1) 此患者发病特点：累及呼吸、循环、骨骼肌，需要考虑肺部感染、呼吸功能障碍；心肌缺血性损伤、循环功能障碍；肌肉酸痛、肌炎。

(2) 需要鉴别：感染性肺炎；急性冠状动脉综合征；应激性、代谢性骨骼肌功能障碍。

(3) 患者感染性指标显著升高，存在感染症状、体征，不排除免疫因素参与。

(4) 心肌损伤标志物显著升高，ECG 查见 ST-T 显著改变，出现窦性心动过速、房性早搏、心房颤动等心律失常表现，存在心肌损伤、心电传导障碍，虽未显示明确定位性缺血损伤，需考虑免疫检查点抑制剂相关心肌炎与 ACS 鉴别。

(5) 一元论：免疫检查点抑制剂相关肌炎、肺炎、心肌炎可能性较高，但仍需考虑上述鉴别诊断可能。

（李颖庆）

参考文献

[1]　Larkin J, Chiarion-Sileni V, Gonzalez R, et al. Combined nivolumab and ipilimumab or monotherapy in untreated melanoma. N Engl J Med, 2015, 373(1): 23–34.

[2]　Weber JS, D'Angelo SP, Minor D, et al. Nivolumab versus chemotherapy in patients with advanced melanoma who progressed after anti-CTLA-4 treatment (CheckMate 037): a randomised, controlled, open-label, phase 3 trial. Lancet Oncol, 2015, 16(4): 375–384.

[3]　Choueiri TK, Larkin J, Oya M, et al. Preliminary results for avelumab plus axitinib as first-line therapy in patients with advanced clear-cell renal-cell carcinoma (JAVELIN Renal 100): an open-label, dose-finding and dose-expansion, phase 1b trial. Lancet Oncol, 2018, 19(4): 451–460.

[4]　Balar AV, Castellano D, O'Donnell PH, et al. First-line pembrolizumab in cisplatin-ineligible patients with locally advanced and unresectable or metastatic urothelial cancer (KEYNOTE-052): a multicentre, single-arm, phase 2 study. Lancet Oncol, 2017, 18(11): 1483–1492.

[5]　Kim DW, Baas P, Herbst RS, et al. Pembrolizumab versus docetaxel for previously treated, PD-L1–positive, advanced non-small-cell lung cancer (KEYNOTE-010): a randomised controlled trial. Lancet, 2016, 387(10027): 1540–1550.

[6]　Martins F, Sofiya L, Sykiotis GP, et al. Adverse effects of immune-checkpoint inhibitors: epidemiology, management and surveillance. Nat Rev Clin Oncol, 2019, 16(9): 563–580.

[7]　Hodi FS, O'Day SJ, McDermott DF, et al. Improved survival with ipilimumab in patients with metastatic melanoma. N Engl J Med, 2010, 363(8): 711–723.

[8]　Wang DY, Salem JE, Cohen JV, et al. Fatal toxic effects associated with immune checkpoint inhibitors: a systematic review and meta-analysis. JAMA Oncol, 2018, 4(12): 1721–1728.

[9]　Heinzerling L, Ott PA, Hodi FS, et al. Cardiotoxicity associated with

CTLA4 and PD1 blocking immunotherapy. J Immunother Cancer, 2016, 4: 50.

[10] Moslehi JJ, Salem JE, Sosman JA, et al. Increased reporting of fatal immune checkpoint inhibitor-associated myocarditis. Lancet, 2018, 391(10124): 933.

[11] Shi L, Chen S, Yang L, et al. The role of PD-1 and PD-L1 in T-cell immune suppression in patients with hematological malignancies. J Hematol Oncol, 2013, 6(1): 74.

[12] Norwood TG, Westbrook BC, Johnson DB, et al. Smoldering myocarditis following immune checkpoint blockade. J Immunother Cancer, 2017, 5(1): 91.

[13] Cheng F, Loscalzo J. Autoimmune cardiotoxicity of cancer immunotherapy. Trends Immunol, 2017, 38(2): 77–78.

[14] Calvo CR, Amsen D, Kruisbeek AM. Cytotoxic T lymphocyte antigen 4 (CTLA-4) interferes with extracellular signal-regulated kinase (ERK) and Jun NH2–terminal kinase (JNK) activation, but does not affect phosphorylation of T cell receptor zeta and ZAP70. J Exp Med, 1997, 186(10): 1645–1653.

[15] Joe-Elie Salem, Yves Allenbach, Aurore Vozy, et al. Abatacept For Severe Immune Checkpoint Inhibitor- Associated Myocarditis. N Engl J Med, 2019, 380(24): 2377–2379.

[16] Lucas JA, Menke J, Rabacal WA, et al. Programmed death ligand 1 regulates a critical checkpoint for autoimmune myocarditis and pneumonitis in MRL mice. J Immunol, 2008, 181(4): 2513–2521.

[17] Keir ME, Butte MJ, Freeman GJ, et al. PD-1 and its ligands in tolerance and immunity. Annu Rev Immunol, 2008, 26(1): 677–704.

[18] Wang Y, Zhou S, Yang F, et al. Treatment-related adverse events of PD-1 and PD-L1 inhibitors in clinical trials: a systematic review and meta-analysis. JAMA Oncol, 2019, 5(7): 1008–1019.

[19] Afra Z Daoud, Eoghan J Mulholland, Grace Cole, et al. MicroRNAs In Pancreatic Cancer: biomarkers, prognostic, and therapeutic modulators. BMC Cancer, 2019, 19(1): 1130.

[20] Escudier M, Cautela J, Malissen N, et al. Clinical features, management, and outcomes of immune checkpoint inhibitor-related cardiotoxicity. Circulation, 2017, 136(21): 2085–2087.

[21] Syed S Mahmood, Michael G Fradley, Justine V Cohen, et al. Myocarditis In Patients Treated With Immune Checkpoint Inhibitors. J AM Coll Cardiol, 2018, 71(16): 1755–1764.

[22] Douglas B Johnson, Justin M Balko, Margaret L Compton, et al. Fulminant Myocarditis With Combination Immune Checkpoint Blockade. N Engl J Med, 2016, 375(18): 1749–1755.

[23] Radomir Nykl, Ondrej Fischer, Karel Vykoupil, et al. A unique reason for coronary spasm causing temporary ST elevation myocardial infarction (inferior STEMI)–systemic inflammatory response syndrome after use of pembrolizumab.Arch Med Sci Atheroscler Dis, 2017, 2(2): e100–e102.

[24] Simon B Dimmitt, Hans G Stampfer, Jennifer H Martin, et al. Clinical benefits of evolocumab appear less than hoped.Lancet, 2018, 391(10124): 933–934.

[25] Marion Escudier, Jennifer Cautela, Nausicaa Malissen, et al. Clinical Features, Management, and Outcomes of Immune Checkpoint Inhibitor-Related Cardiotoxicity. Circulation, 2017, 136(21): 2085–2087.

[26] Gilda Varricchi, Maria Rosaria Galdiero, Giancarlo Marone, et al. Cardiotoxicity Of Immune Checkpoint Inhibitors. Esmo Open, 2017, 2(4): e000247.

[27] Qiang Chen, Dang-Sheng Huang, Li-Wei Zhang, et al. Fatal myocarditis and rhabdomyolysis induced by nivolumab during the treatment of type B3 thymoma. Clin Toxicol(Phila), 2018, 56(7): 667–671.

[28] Daniel R Matson, Molly A Accola, Willian M Rehrauer, et al. Fatal Myocarditis Following Treatment with the PD-1 Inhibitor Nivolumab. J Forensic Sci, 2017, 63(4): 954–957.

[29] Filipe Martins, Latifyan Sofiya, Gerasiomos P Sykiotis, et al. Adverse effects of immune-checkpoint inhibitors: epidemiology, management and surveillance. Nat Rev Clin Oncol, 2019, 16(9): 563–580.

[30] Feixiong Cheng, Joseph Loscalzo. Autoimmune Cardiotoxicity Of

Cancer Immunotherapy. Trends Immunol, 2017, 38(2): 77–78.

[31] S Champiat, O Lambotte, E Barreau, R Belkhir, et al. Management of immune checkpoint blockade dysimmune toxicities: a collaborative position paper.Ann Oncol, 2016, 27(4): 559–574.

[32] Giuseppe Giaccone, Chul Kim, Jillian Thompson, et al. Pembrolizumab in patients with thymic carcinoma: a single-arm, single-centre, phase 2 study.Lancet Oncol, 2018, 19(3): 347–355.

[33] Marc P Bonaca, Benjamin A Olenchock, Joe-Elie Salem, et al. Myocarditis in the Setting of Cancer Therapeutics: Proposed Case Definitions for Emerging Clinical Syndromes in Cardio-Oncology. Circulation, 2019, 140(2): 80–91.

[34] Filipe Martins, Latifyan Sofiya, Gerasimos P Sykiotis, et al. Adverse effects of immune-checkpoint inhibitors: epidemiology, management and surveillance.Nat Rev Clin Oncol, 2019, 16(9): 563–580.

[35] Jose Luis Zamorano, Patrizio Lancellotti, Daniel Rodriguez Muñoz, et al. 2016 ESC Position Paper on cancer treatments and cardiovascular toxicity developed under the auspices of the ESC Committee for Practice Guidelines: The Task Force for cancer treatments and cardiovascular toxicity of the European Society of Cardiology (ESC).Eur Heart J, 2016, 37(36): 2768–2801.

[36] 中国抗癌协会整合心脏病分会，中华医学会心血管病学分会肿瘤心脏病学血组，中国医师协会心血管内科医师分会肿瘤心脏病学专业委员会，等．免疫检查点抑制剂相关心肌炎监测与管理中国专家共识(2020 版)．中国肿瘤临床 , 2020, 47(20): 1027–1038.

帕博利珠单抗致免疫性心肌炎、重症肌无力、肝炎

7

【病例简介】

患者，女性，64岁，因"阴道黑色素瘤术后20余天，呼吸困难3天"于2021年4月20日入院。

2021年3月29日患者因宫颈及阴道恶性黑色素瘤在腹腔镜下行改良根治性全子宫切除＋双侧附件切除术＋盆腔淋巴结清扫术＋全阴道切除术＋双侧输尿管 D-J 管置入术，术后预防性抗凝血治疗。病理为恶性黑色素瘤，肿瘤 T 分期：pT_{4b}；免疫组化提示 S-100（＋），Melan-A（＋），HMB45（＋），SOX-10（＋），AE1/AE3（－），LCA（－）。4月2日行第1次帕博利珠单抗 200mg 治疗后于4月4日出院。出院后未用药。4月17日起患者无明显诱因出现尿量减少，同时出现呼吸困难，不能平卧，双下肢水肿。否认有发热、咳嗽、咳痰、胸痛、腹泻。因呼吸困难、下肢水肿逐渐加重就诊后收入院。

既往史：2021年2月26日冠状动脉 CTA 提示冠状动脉硬化，未见狭窄。否认高血压、糖尿病、慢性肺部疾病、心力衰竭病史；否认吸烟、饮酒史；否认近期其他药物使用史。

【入院体格检查】

体温 37.2℃，心率 103 次 / 分，血压 163/91mmHg，身高 149cm，体重 68kg，BMI 30.6kg/m^2，呼吸频率 34 次 / 分，神志清，端坐呼吸，无发绀，双肺闻及散在粗湿啰音，心率 103 次 / 分，心律齐，未闻及心脏杂音，双侧下肢对称性重度可凹陷性水肿，余查体无明显异常。

【辅助检查】

4 月 20 日入院后检查。

1. 血气分析（吸氧 2L/min） pH 7.428，PCO$_2$ 37.1mmHg，PO$_2$ 112mmHg，SO$_2$ 99%，乳酸 1.2mmol/L，HCO$_3^-$ 24mmol/L。

2. 血常规 白细胞计数 11.52×10^9/L，中性粒细胞百分比 83.8%，血红蛋白 125g/L，血小板计数 651×10^9/L。

3. 生化检查 CRP 34.69mg/L，D- 二聚体 1.74μg/ml（0～0.5μg/ml），NT-proBNP 96.28pg/ml（0～900pg/ml），cTNT 0.343ng/ml（0～0.014ng/ml），CK 7023U/L（0～170U/L），CK-MB 243.3U/L（0～25U/L），ALT 200.5U/L（0～33U/L），AST 251.7（0～32U/L）。

4. 随机血糖 6.47mmol/L。

5. 凝血功能、肾功能 正常。

6. 心电图 示窦性心动过速，ST-T 改变（图 7-1）。

7. 床旁胸片 示双肺容积较前缩小，双肺渗出，双侧胸腔少量积液可能（图 7-2）。

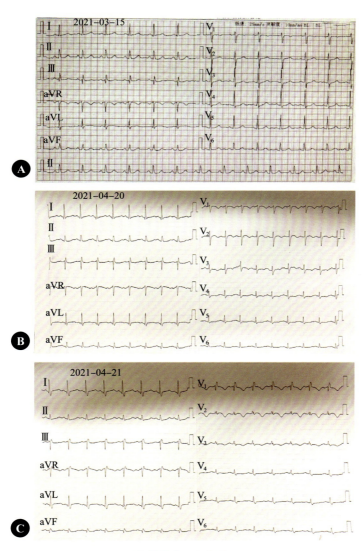

▲ 图 7-1　心电图

A. 既往心电图，正常心电图；B. 第 1 天，窦性心动过速，ST-T 改变；
C. 第 2 天，窦性心动过速，完全性右束支传导阻滞

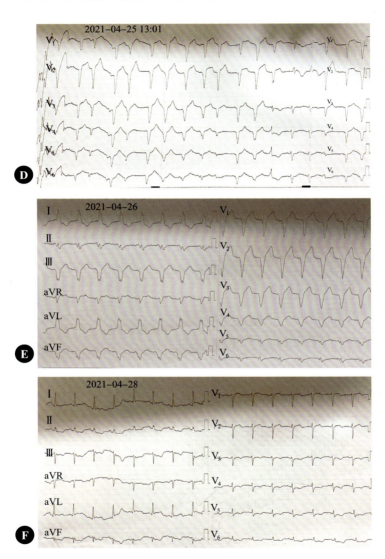

▲ 图 7-1（续） 心电图

D. 第 6 天，室性心动过速；E. 第 7 天，窦性心律，完全性左束支传导阻滞；F. 第 9 天，窦性心动过速，ST-T 改变

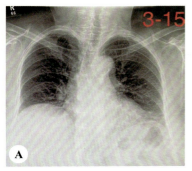

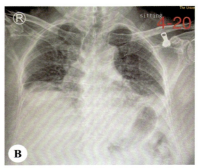

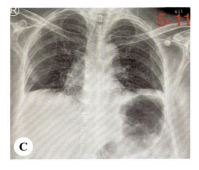

▲ 图 7-2 床旁胸片

A. 既往胸片；B. 第 1 天，双侧膈肌抬高，双肺渗出，少量胸腔积液；C. 第 22 天，双侧膈肌抬高较前好转，双肺渗出吸收

8.床旁心脏超声 左心室舒张功能减退（Ⅰ级），收缩功能正常，LVEF 61%，心脏结构功能、活动及血流未见明显异常。

9.深静脉超声 示双侧下肢深静脉超声未见血栓形成。

【入院诊断】

1. 急性呼吸困难查因。

　① 急性心力衰竭、急性心肌炎 (?)。

　② 急性肺栓塞 (?)。

　③ 膈肌麻痹 (?)。

2. 肺部感染 (?)。

3. 阴道恶性黑色素瘤术后 pT_{4b} 期，第 1 次帕博利珠单抗治疗后。

4. 冠状动脉粥样硬化。

【治疗经过】

患者入住 CCU 后予吸氧、心电监测，呋塞米 40mg 静脉注射，依诺肝素 6000U，每 12 小时 1 次，皮下注射，沙库巴曲缬沙坦 50mg，每日 2 次，曲美他嗪 20mg，每日 3 次，头孢曲松钠 2g，每日 1 次，静脉注射，利尿、抗凝血、降血压、抗感染治疗。入院第 2 天出入量负 1100ml（入液体量 560ml，尿量 1660ml），但患者呼吸困难无好转，仍端坐呼吸，出现新发的双侧眼睑下垂，视物重影。颅脑 CT 未见异常。复查 NT-proBNP 113.8pg/ml，TnT 0.512ng/ml，CK 5306U/L，CK-MB 186.7U/L。心电图为窦性心律，新发完全性右束支传导阻滞，胸导联低电压。经心内科、肿瘤科、神经内科、免疫科多学科会诊考虑为免疫检查点抑制剂相关心肌炎、肌炎、重症肌无力可能，查抗 HMGCR 抗体、抗骨骼肌抗体、抗心肌抗体、抗 TiTin 抗体阳性，抗 AChR 抗体 1.69nmol/L。

入院后第 2 天开始予甲泼尼龙 2mg/（kg·d）治疗，无创呼吸机辅助通气。激素治疗 2 天后患者眼睑下垂、呼吸困难症状无好转，复查 TnT、NTBNP 仍进行性升高。第 4 天开始予甲泼尼龙 1g，每日 1 次，冲击治疗 3 天［3 天后减量为 1mg/（kg·d）］，同时予人免疫球蛋白 0.4g/（kg·d）治疗 6 天。

开始激素冲击及人免疫球蛋白治疗，患者眼睑下垂逐渐好转（图7-4），呼吸困难稍好转，但仍为端坐呼吸，查 CK、CK-MB、ALT、AST 逐渐下降，但 TnT、NTBNP 仍进行性升高，出现频发室性早搏、非持续性室性心动过速、间歇性左束支传导阻滞（图7-1）。经第二次多学科讨论后停免疫球蛋白，改为吗替麦考酚酯 250mg，每日 2 次，联合甲泼尼龙 1mg/（kg·d）治疗，拟行血浆置换转入 ICU 病房。在 ICU 病房期间（4月29日）于呼吸机支持下行肺动脉 CTA 检查提示右肺动脉上叶前段、右肺下叶散在肺动脉栓塞，加用抗凝血治疗。在 ICU 期间，考虑患者心电及血流动力学相对稳定，最终未行血浆置换。在甲泼尼龙、吗替麦考酚酯治疗下，患者眼睑下垂、呼吸困难逐渐好转，TnT、NTBNP 逐渐下降（图7-5），5月14日复查肺动脉 CTA 未见肺动脉血栓（图7-6）。5月17天（住院28天）出院（住院期间用药经过见图7-3），出院时患者眼睑下垂已完全缓解（图7-4），胸片提示膈肌上抬较前（图7-2）改善。半卧位无呼吸困难。

【出院诊断】

1. 免疫检查点抑制剂心肌炎、免疫检查点抑制剂神经肌肉损伤、免疫检查点抑制剂免疫性肝炎。

2. 急性肺栓塞。

3. 阴道恶性黑色素瘤术后 第 1 次帕博利珠单抗治疗后。

4. 冠状动脉粥样硬化。

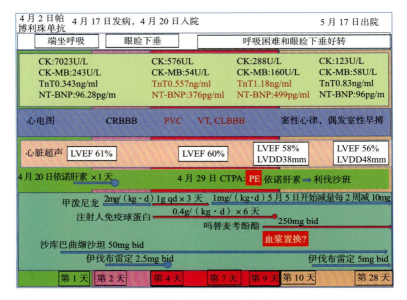

▲ 图 7-3　住院期间用药经过

CRBBB. 完全性右束支传导阻滞；PVC. 室性早搏；VT. 室性心动过速；CLBBB. 完全性左束支传导阻滞；CTPA. 肺动脉增强 CT；PE. 肺动脉栓塞；bid. 每日 2 次；qd. 每日 1 次

【出院药物治疗】

沙库巴曲缬沙坦 50mg，每日 2 次，利伐沙班 20mg，每日 1 次，伊伐布雷定 5mg，每日 2 次，甲泼尼龙片 32mg，每日 1 次（每 2 周减 8mg），吗替麦考酚酯 250mg，每日 2 次。

【转归】

出院后患者继续上述药物治疗，6 月 4 日电话随访患者诉

4月21日（入院第2天）
- 甲泼尼龙80mg bid 第1天

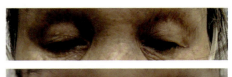

4月23日（入院第4天）
- 甲泼尼龙1g qd 第1天
- 注射人免疫球蛋白第1天

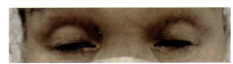

4月25日（入院第6天）
- 甲泼尼龙1g qd 第3天
- 注射人免疫球蛋白第3天

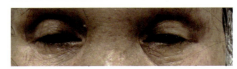

4月27日（入院第8天）
- 甲泼尼龙80mg qd
- 注射人免疫球蛋白第5天

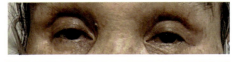

5月13日（入院第24天）
- 甲泼尼龙40mg qd
- 吗替麦考酚酯250mg bid

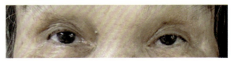

1年前

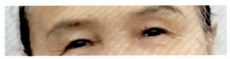

▲ 图7-4 住院期间眼裂大小变化

bid. 每日2次；qd. 每日1次

无眼睑下垂、呼吸困难、下肢水肿，可侧卧位。6月24日患者自行停用所有药物。7月6日患者门诊复诊时无感呼吸困难，可平卧，无眼睑下垂、肢体水肿，加用沙库巴曲缬沙坦50mg，每日2次，美托洛尔缓释片47.5mg，每日1次治疗。8月9日查TnT 0.051ng/ml（出院时TnT 0.83ng/ml），心脏超声较出院时无明显变化（表7-1）。10月患者恶性黑色素瘤复发，外院住院治疗。

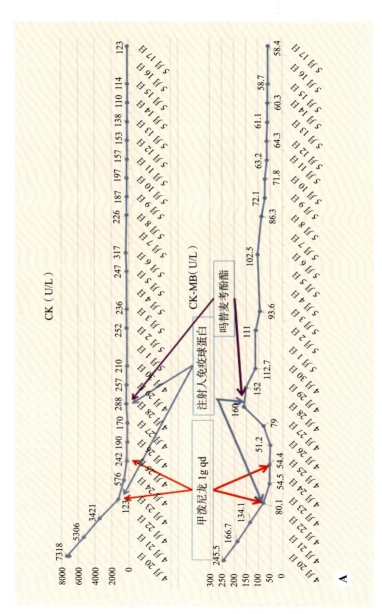

▲ **图 7-5** 患者住院期间心脏生物标记物和转氨酶变化

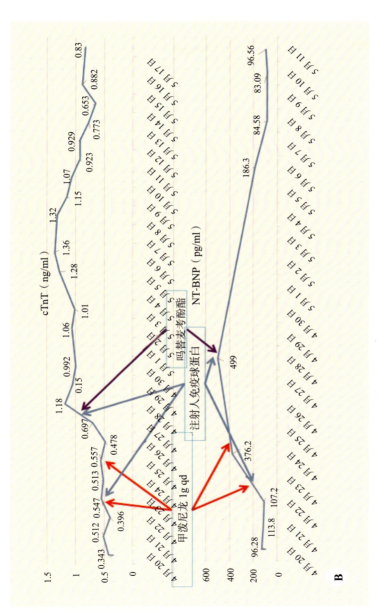

▲ 图 7-5（续） 患者住院期间心脏生物标记物和转氨酶变化

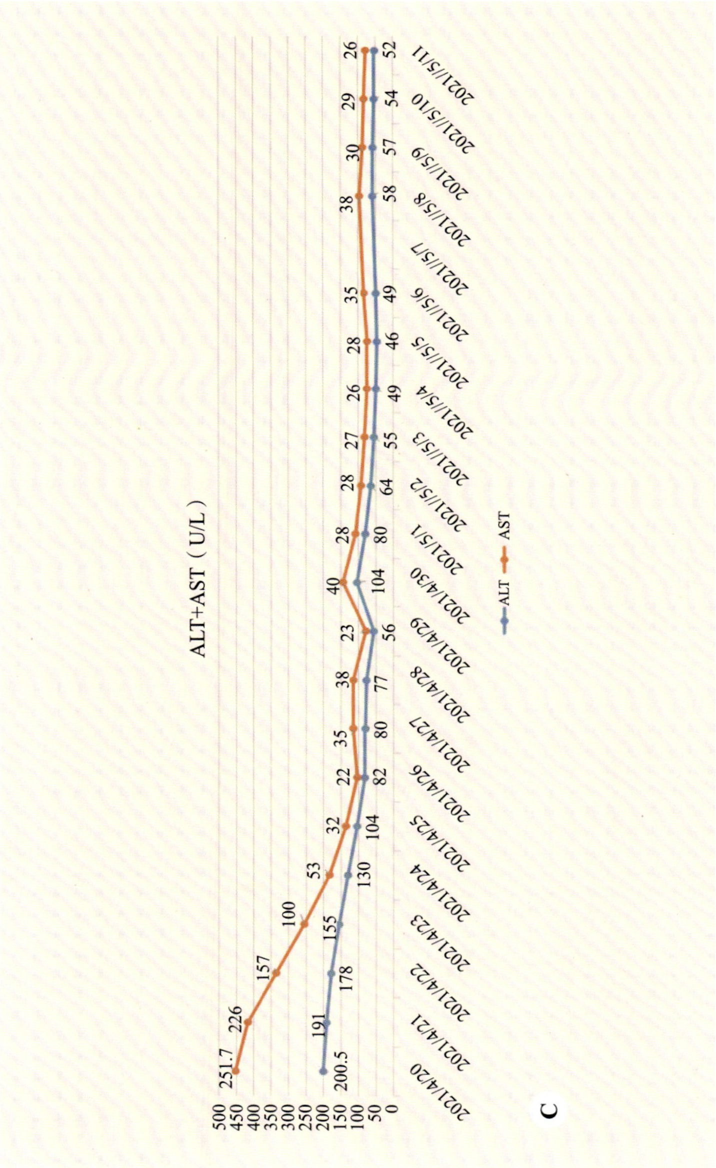

▲ 图 7-5（续） 患者住院期间心脏生物标记物和转氨酶变化

4 月 29 日

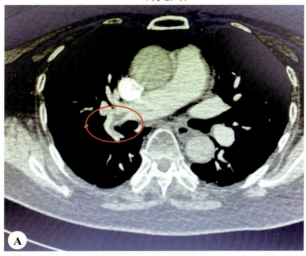

5 月 14 日

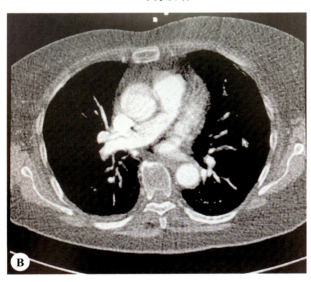

▲ 图 7-6 肺动脉 CTA

A. 肺动脉栓塞；B. 抗凝血治疗后未见肺动脉栓塞

表 7-1　超声心动图

日　期	LVDD（mm）	LVEF（%）
2021 年 3 月 16 日	38	68
2021 年 4 月 27 日	38	58
2021 年 5 月 17 日	48	56
2021 年 8 月 9 日	44	59

【总结】

1. 思考与讨论　据报道，在免疫检查点抑制剂（ICI）使用人群中高达 90% 的患者出现了免疫介导的不良反应，主要累及皮肤、肺、胃肠道、肝脏及内分泌系统，而免疫相关心脏毒性总发生率<1%，可表现为心肌炎、心包炎、心律失常、心肌病和心室功能受损等，其中最常见的是心肌炎。

虽然免疫检查点心肌炎发生率低，但死亡率高达约 50%。肌钙蛋白和 NT-proBNP 明显升高、距首次 ICI 用药时间短，激素应用剂量更大，联合应用其他免疫抑制药比例更高是心肌炎预后不良的指征，有研究报道，cTnT≥1.5ng/ml 时发生严重心血管不良事件的风险增加 4 倍（95%CI 1.5～10.9，P=0.003）。本例患者肌钙蛋白明显升高（最高 cTnT 1.36ng/ml）接近 1.5ng/ml，且起病时间短，需大剂量激素和其他免疫抑制药治疗，提示可能预后差。

早期识别可疑临床表现，进一步检查评估并采取强有力的控制措施是管理免疫抑制药不良反应的关键。专家共识推荐对接受免疫检查点抑制剂治疗的患者充分做好不良反应教育，接受 ICI 治疗前完成相关评估：①病史和体格检查；②心电图、超声心动图；③肌钙蛋白、利尿钠肽、肌红蛋白或 CK、CK-MB、D- 二聚体；④考虑测定自身免疫抗体。在 ICI 治疗过程中需定期监测症状体征、心电图和心脏生物标志物等。

免疫检查点抑制剂相关心肌炎、肌炎、重症肌无力病死率高，早期诊断、及时激素治疗极为关键。所有免疫性心肌炎患者均需停用免疫检查点抑制剂。糖皮质激素应作为免疫检查点抑制剂相关心肌炎治疗的首选及核心方案，早期使用糖皮质激素治疗很重要。对亚临床心肌损伤及轻型心肌炎患者推荐静脉注射甲泼尼龙 1～2mg/(kg·d)，病情改善或治疗 5～7 天后逐渐减量。若常规剂量激素治疗病情无改善可增加糖皮质激素剂量或增加其他药物（如静脉注射免疫球蛋白或吗替麦考酚酯）。对重型或危重心肌炎患者推荐静脉注射甲泼尼龙（1g/d）冲击治疗 3～5 天，病情改善后甲泼尼龙改为 1～2mg/(kg·d)，如果糖皮质激素冲击治疗 24h 后病情无改善，推荐增加其他药物强化免疫抑制治疗（1 种化学药物 + 1 或 2 种生物制剂 + 静脉注射免疫球蛋白），也可以考虑起始即选择糖皮质激素冲击剂量联合上述药物治疗。由于缺乏临床研究证据，目前在强化免疫抑制治疗方面仍是一种经验性策略，个案报道的强化免疫抑制治疗有静脉注射免疫球蛋白、吗替麦考酚酯、抗胸腺细胞球蛋白、血浆置换、英夫利昔单抗、利妥昔单抗、曲妥珠单抗、阿仑单抗、阿巴西普等，对于具体治疗方案仍需进一步研究。

总之，免疫检查点抑制剂在多肿瘤治疗中显示出良好的前景，但免疫相关不良反应严重影响患者的健康及肿瘤疾病的治疗，临床医师及药师应早期识别免疫不良反应高危患者，密切关注免疫检查点抑制剂治疗中可能出现的不良反应，及时完善检查并及时治疗。

2. 病例启示 本例患者为老年女性，恶性黑色素瘤病史，免疫检查点抑制剂帕博利珠单抗治疗后 15 天起病。临床表现为急性呼吸困难伴尿量减少、肢体水肿；眼睑下垂；呼吸肌麻痹；心肌损害、心律失常，血 TnT、CK、CK-MB、ALT、AST 明显升高，抗 HMGCR 抗体、抗骨骼肌抗体、抗心肌抗体、抗 TiTin 抗体、抗 AChR 抗体阳性。NT-proBNP 正常，胸片可见双侧膈肌抬高，双肺渗出、少量胸腔积液。患者同时出现心肌、神经肌肉、肝脏、肺等多系统受累的表现。而常见急性呼吸困难原因有急性心力衰竭、急性肺栓塞、肺部感染、气胸、哮喘等均不能解释患者的端坐呼吸。结合患者近期使用 PD-1 抑制药帕博利珠单抗，考虑帕博利珠单抗相关不良反应可能性大。同时考虑存在免疫相关心肌炎、肌炎、重症肌无力、肝炎，其中重症肌无力累及呼吸肌是患者呼吸困难最重要原因，不除外免疫性肺炎可能。而肺栓塞可能是患者呼吸困难的次要原因。虽然患者入院查体闻及双肺湿啰音，有下肢水肿等容量负荷过多表现，但入院后多次查 NT-proBNP 均正常，不能仅以急性心力衰竭解释患者急性呼吸困难。

（陈广文　刘铭雅）

参考文献

[1] Mahmood SS, Fradley MG, Cohen JV, et al. Myocarditis in Patients Treated With Immune Checkpoint Inhibitors. J Am Coll Cardiol, 2018, 71(16): 1755–1764.

[2] Hu JR, Florido R, Lipson EJ, et al. Cardiovascular toxicities associated with immune checkpoint inhibitors. Cardiovasc Res. 2019, 115(5): 854–868.

[3] 艾罗燕, 余一祎, 林瑾仪, 等. 真实世界中 50 例免疫检查点抑制剂相关严重不良反应分析. 中国临床医学, 2020, 27(6): 938–944.

[4] 中国抗癌协会整合肿瘤心脏病学分会, 中华医学会心血管病学分会肿瘤心脏病学学组, 中国医师协会心血管内科医师分会肿瘤心脏病学专业委员会, 中国临床肿瘤学会肿瘤心脏病学专家委员会. 免疫检查点抑制剂相关心肌炎监测与管理中国专家共识 (2020 版). 中国肿瘤临床, 2020, 47(20): 1027–1038.

[5] Brahmer JR, Abu-Sbeih H, Ascierto PA, et al. Society for Immunotherapy of Cancer (SITC) clinical practice guideline on immune checkpoint inhibitor-related adverse events. J Immunother Cancer, 2021, 9(6): e002435.

[6] Zhang L, Zlotoff DA, Awadalla M, et al. Major Adverse Cardiovascular Events and the Timing and Dose of Corticosteroids in Immune Checkpoint Inhibitor-Associated Myocarditis. Circulation. 2020, 141(24): 2031–2034.

[7] Cautela J, Zeriouh S, Gaubert M, et al. Intensified immunosuppressive therapy in patients with immune checkpoint inhibitor-induced myocarditis. J Immunother Cancer, 2020, 8(2): e001887.

8 恶性胸腺瘤 PD-1 单抗治疗后致死性心律失常

【病史简介】

患者，男性，54岁，2019年7月因"干咳2个月"就诊于我院，胸部CT（2019年7月24日）示前纵隔团块影，考虑恶性，侵袭性胸腺瘤可能性大，淋巴瘤待除外，伴上腔静脉瘤栓，左侧锁骨水平多发小淋巴结，双肺多发散在条片影，考虑间质性改变；胸腔少量积液，胸膜增厚；多发肺结节，转移待除外。进一步行PET-CT（2019年7月29日）示前纵隔FDG高代谢团块，考虑恶性，侵袭性胸腺瘤可能，伴上腔静脉瘤栓；双肺条片状FDG高代谢灶，考虑双肺间质性改变伴多发转移瘤；左侧肱骨头FDG代谢增高灶，建议随诊。2019年8月6日行彩超引导下纵隔肿物穿刺活检，组织学病理示，穿刺组织符合胸腺瘤（组织太小，分型困难）；PD-L1：TPS 30%。2019年8月13日行紫杉醇＋卡铂＋PD-1单抗一线治疗，耐受可，具体：紫杉醇220mg第1日，卡铂500mg第1日，PD-1单抗200mg第1日，每21天1次。治疗前心肌标志物、心电图、心脏彩超均正常。首周期治疗后咳嗽较前明显改善。2019年9月3日为行第2周期治疗入院，自诉入院前1周感乏力，未在意，无明显胸闷气短，无心悸及胸痛，偶有咳嗽，进食睡眠可。

既往史：阑尾炎切除术后 25 年，否认糖尿病及心脑血管病史。

【入院体格检查】

体温 36.4℃，血压 125/85mmHg，心率 109 次 / 分，ECOG 评分为 2 分。神清语明，听诊双肺散在干湿啰音，心律不齐，双下肢略肿。

【辅助检查】

1. 血常规　白细胞计数 11.33×10^9/L ↑，中性粒细胞计数 7.93×10^9/L ↑，单核细胞计数 1.63×10^9/L ↓，红细胞计数 4.63×10^{12}/L ↓，血红蛋白 118g/L ↓，血小板计数 281.00×10^9/L。

2. 心肌标志物　超敏肌钙蛋白 I（hs-TnI）130.164μg/L ↑，肌酸激酶同工酶 –MB 质量（CK-MBmass）112.95μg/L ↑，肌酸激酶（CK）2020ng/ml ↑。

3. 肝功能　丙氨酸氨基转移酶（ALT）439U/L ↑，天冬氨酸氨基转移酶（AST）377U/L ↑，总胆红素 80.5μmol/L ↑。

4. 生化检查　D- 二聚体 5860μg/L ↑。

5. 心电图（2019 年 9 月 3 日 11:13）　窦性心律，心电轴不偏，窦性心动过速，完全性右束支传导阻滞，Ⅱ、Ⅲ、aVF 导联异常 Q 波，胸前导联 R 波递增不良（图 8-1）。

6. 超声心动图　LVEF 24%，可疑左心室壁节段性运动异常，少量心包积液，左心室收缩功能减低。

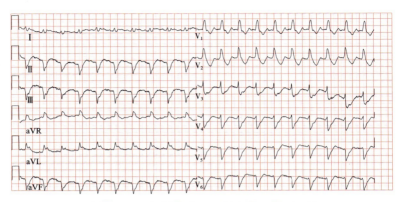

▲ 图 8-1　心电图（2019 年 9 月 3 日 11:13）

【入院诊断】

1. 恶性胸腺瘤。
2. 急性心肌损害（免疫性心肌炎可能性大，ACS 不除外）。
3. 心律失常。
4. 心功能不全（Ⅲ～Ⅳ级）。
5. 免疫性肝炎可能性大。

【治疗经过】

给予冠心病二级预防，抗血小板（阿司匹林、氯吡格雷），泵入硝酸异山梨酯、美托洛尔，低分子肝素 4250U，皮下注射，每 12 小时 1 次，呋塞米利尿，辅以吸氧、抗炎、平喘、化痰、保肝支持治疗。糖皮质激素治疗：甲泼尼龙 140mg，静脉滴注，每日 1 次（2mg/kg）。

【转归】

2019 年 9 月 3 日 22:45，诉心悸，伴胸闷气短，不能平卧，烦躁不安，血压 90/53mmHg，心率 110 次 / 分，SaO$_2$ 88%，听诊双肺散在湿啰音。2019 年 9 月 3 日 22:47，心电图示窦性心律，心电轴不偏，室性早搏，短阵室性心动过速，室内传导阻滞，下壁异常 Q 波（图 8-2）。

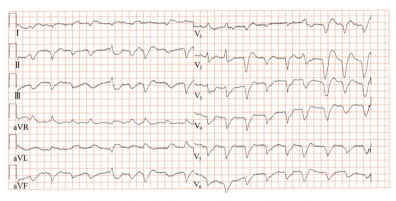

▲ 图 8-2　心电图（2019 年 9 月 3 日 22:47）

给予多巴胺升血压治疗，加用甲泼尼龙 120mg，静脉滴注。心内科建议行临时起搏器、主动脉内球囊反搏（IABP），家属因经济原因拒绝，并拒绝转入 ICU 治疗。2019 年 9 月 4 日 00:20，呼之不应，问话不答，周身湿冷，血压 70/35mmHg，心率 52 次 / 分，呼吸 10 次 / 分，SaO$_2$ 73%。2019 年 9 月 4 日 00:20，心电图示窦性心律，心电轴右偏，室性早搏，完全性右束支传导阻滞，高度房室传导阻滞，室性逸搏（图 8-3）。

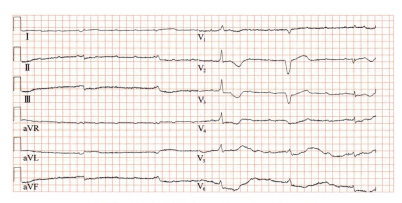

▲ 图 8-3　心电图（2019 年 9 月 4 日 00:20）

给予呼吸兴奋药、心三联抢救治疗未见好转。2019 年 9 月 4 日 00:38，心电图示异位心律，心电轴不偏，窦性停搏，室性逸搏心律。2019 年 9 月 4 日 00:40，临床死亡。

【总结】

1. 思考与讨论　近年来肿瘤治疗领域的巨大变革，显著延长了晚期肿瘤患者的生存期和生活质量。但随着治疗时间和生存期的延长，抗肿瘤治疗导致的心脏毒性已成为除肿瘤复发转移外肿瘤的第二大死亡原因。免疫检查点抑制剂（ICI）作为新型肿瘤治疗药物具有确切的临床疗效，但其导致的不良反应尤其是心脏毒性近年来开始受到越来越多的关注。其中，80%的 ICI 所致心脏毒性发生在治疗后 3 个月内，中位时间 34 天，提示免疫治疗前期应加强监测。免疫性心肌炎是 ICI 心脏毒性的最常见形式，约占 39%。研究显示心律失常可独立发生也可继发于免疫性心肌炎，可表现为心房颤动、室上性心律失常、室性心律失常和传导阻滞,其中包括完全性心脏传导阻滞。免疫治疗后心律失常的发生与患者死亡风险增加有关。

2. 病例启示 该患者为晚期恶性胸腺瘤接受化学治疗联合PD-1单抗一线治疗首周期治疗后21天即出现ICI相关心脏毒性,与文献报道高发时间一致。患者初始无明显症状,仅出现心肌标志物明显升高,随后出现心脏彩超LEFV显著降低,并继而出现室性心律失常、心力衰竭导致死亡,病情发展呈现暴发式,预后极差。对于危及生命合并心律失常或心力衰竭的暴发性心肌炎,应尽早使用高剂量糖皮质激素治疗,必要时加用免疫抑制药,该患者初始激素使用未达到冲击量且未及时应用免疫抑制药,因此未能及时遏制病情恶化,也给我们带来遗憾和反思。

该患者为恶性胸腺瘤晚期,研究发现胸腺瘤通常高表达PD-L1提示免疫治疗可能获益。然而,胸腺作为一种免疫器官,近年来有研究认为胸腺瘤患者应用PD-1抑制剂后,针对自身抗原的特异性T细胞功能可过度激活,攻击人体正常组织,增加了严重免疫相关不良事件的风险。一项使用Pembrolizumab治疗胸腺上皮肿瘤的二期临床研究显示,入组的7例胸腺瘤患者客观有效率为28.6%,但5例(71.4%)患者发生了3级或4级免疫相关药物不良反应,其中心肌炎(3例,42.9%),因此该研究中途修改方案停止入组胸腺瘤患者。这提示我们对于胸腺肿瘤患者应用ICI治疗具有更高的免疫相关不良事件风险,尤其是包括免疫性心肌炎在内的致死性毒性,因此在治疗前应充分衡量获益及风险,制订合理的治疗方案。

针对罕见、致死性高的免疫性心脏毒性应确保治疗期间全程检测,早期发现及治疗,避免恶化为恶性心律失常等致死性不良事件。此外发生免疫性心脏毒性时，建议肿瘤专科医生与心脏专科医生进行多学科会诊，制订个体化综合性治疗方案，有助于改善患者预后。

（王阿曼　方凤奇）

参考文献

[1] Chen W, Zheng R, Baade PD, et al., Cancer statistics in China, 2015. CA Cancer J Clin, 2016, 66(2): 115–132.

[2] Hu JR, Florido R, Lipson EJ, et al. Cardiovascular toxicities associated with immune checkpoint inhibitors. Cardiovasc Res, 2019, 115(5): 854–868.

[3] Joseph L, C Nickel A, Patel A, et al. Incidence of cancer treatment induced arrhythmia associated with immune checkpoint inhibitors. J Atr Fibrillation, 2021, 13(5): 2461.

[4] Cho J, Kim HS, Ku BM, et al. Pembrolizumab for patients with refractory or relapsed thymic epithelial tumor: an open-label phase Ⅱ trial. J Clin Oncol, 2019, 37(24): 2162–2170.

乳腺癌患者化学治疗后房室传导阻滞

【病史简介】

症状：患者于入院前 3 天步行时出现胸闷、憋气，持续几分钟后缓解，未诊治；入院前 2 天，夜间无明显诱因再次出现胸闷、憋气，就诊于社区医院查心电图示"房室传导阻滞"（图 9-1），遂就诊于我院急诊，为求进一步诊治收入我科。

既往史：①高血压病史 10 余年；② 2 型糖尿病病史 10 余年；③左侧乳腺癌病史约 2 年，曾行左乳肿物区段切除术，既往应用多种化学治疗药物，目前应用吡格替尼联合环磷酰胺（图 9-2），发现房室传导阻滞后停药。个人史、月经婚育史、

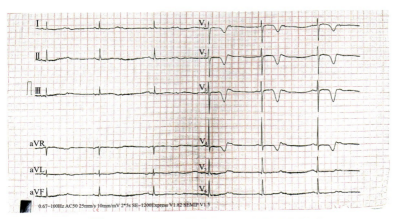

0.67~100Hz AC50 25mm/s 10mm/mV 2*5s SE-1200Express V1.82 SEMIP V1.5

▲ 图 9-1　院外心电图提示 2∶1 房室传导阻滞

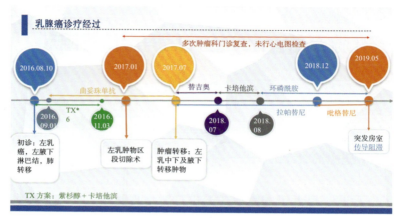

▲ 图 9-2　患者乳腺癌治疗经过

家族史无特殊。

【入院体格检查】

体温 36.6℃，脉搏 48 次 / 分，呼吸 18 次 / 分，血压 160/58mmHg，心脏听诊心律绝对不齐，余无明显异常。

【辅助检查】

1. 实验室检查　NT-proBNP 2472ng/L，γ- 谷氨酰转肽酶 158.37U/L，总胆固醇 6.53mmol/L，低密度脂蛋白 4.4mmol/L，余化验无异常。

2. 入院心电图　心房颤动（图 9-3）。

3. 心脏超声结果　显示左心房扩大，LAD 50mm，主动脉瓣钙化伴反流，少量心包积液，二尖瓣中度反流，二尖瓣环钙

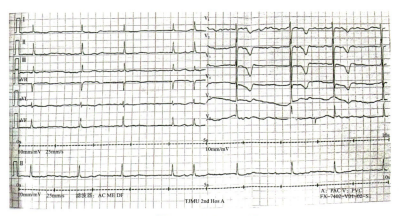

▲ 图 9-3 入院心电图

化，左心室射血分数 63%（图 9-4）。

【入院诊断】

1. 心律失常：① 2∶1 房室传导阻滞；② 阵发性心房颤动。
2. 高血压 3 级很高危。
3. 2 型糖尿病。
4. 乳腺癌术后。

【治疗经过与转归】

考虑患者高龄，存在 2∶1 房室传导阻滞，房室传导阻滞发生时有不适症状，住院期间予永久起搏器植入治疗。患者预后较好，出院后半年随访无不适症状。

二维及 M 型测量（mm）					心功能测量		
左心室	室间隔厚度	9.7	左心房内径		50	收缩功能	每搏量	
	间隔运动幅度		右心室	前壁厚度	3.0		心输出量	
	舒张末内径	53.7		舒末内径	20.6		心指数	
	收缩末内径	30	主动脉	瓣环内径	30		射血分数	63%
	后壁厚度	9.2		瓣开内径	15		短轴缩短率	
	后壁运动幅度		肺动脉内径		23	二尖瓣血流 E/A		单峰
多普勒血流测量								
	最高 (cm/s)	平均 (cm/s)	积分 (cm)		最高 (cm/s)	平均 (cm/s)	积分 (cm)
二尖瓣	126	66	26	主动脉	138	111	31
三尖瓣				肺动脉			

超声所见：

2D：心脏位置正常，各房室与大血管相对位置与连续关系正常；左心房内径增大；室壁厚度及运动正常，二尖瓣后叶根部及主动脉瓣回声增强；升主动脉内径约为 36.9mm；右心房后外侧壁可见约 4.5mm 液性暗区。

Pw：二尖瓣血流频谱单峰。

CW：跨三尖瓣口收缩期最大反流压差为 60mumHg，估测肺动脉收缩压为 66mmHg。

DTI：二尖瓣血流频谱 E 峰与二尖瓣环组织频谱 e 峰之比为 22。

CDFI：二尖瓣口左心房侧可见中等量收缩期反流信号，主动脉瓣口左心室侧可见少量舒张期反流信号，三尖瓣口右心房侧可见少量收缩期反流信号，肺动脉瓣口右心室侧可见少量舒张期反流信号。

超声提示：

左心房增大

心包积液（少量）主动脉瓣钙化伴反流二尖瓣反流（中度）二尖瓣环钙化

左心室舒张功能下降

▲ **图 9-4　心脏超声检查结果**

【总结】

1. 思考与讨论 分析房室传导阻滞的原因如下。

(1) 心肌缺血，老年女性患者，存在冠心病危险因素；化学治疗前基线心电图即提示心肌缺血。但是入院化验示心肌酶正常，此次发病前从未出现胸前区疼痛，胸闷、气短等症状，不考虑急性心肌缺血所致。

(2) 退行性传导系统纤维化——Lev病，患者，女性，78岁，既往高血压病史，心电图提示存在2∶1房室传导阻滞，阵发性心房颤动，本次心脏超声与3年前化学治疗前心脏超声比较提示新出现主动脉瓣和二尖瓣钙化，但是Lev病一般进展缓慢，不支持此诊断。

(3) 化学治疗相关心脏毒性作用，患者在诊断乳腺癌后，曾应用多种化学治疗药物治疗，其中包括具有导致房室传导阻滞的药物，如紫杉醇、环磷酰胺小分子酪氨酸激酶抑制药，多种药物联合作用，可能是患者突发房室传导阻滞的原因，此外，不排除化学治疗药物导致主动脉瓣钙化有关。

2. 病例启示 抗肿瘤治疗导致的心脏毒性有多种形式，其中包括心力衰竭、心律失常、高血压等，动态监测肿瘤患者心电图的动态改变至关重要，尤其对于高龄、心血管疾病风险较高的患者。

（郭少华　刘恩照　许　纲　刘　彤）

参考文献

[1] Agarwal N, Burkart TA. Transient, high-grade atrioventricular block from high-dose cyclophosphamide. Tex Heart Inst J, 2013, 40(5): 626–627.

[2] Tamargo J, Caballero R, Delpón E. Cancer chemotherapy and cardiac arrhythmias: a review. Drug Saf, 2015, 38(2): 129–152.

[3] Yeh ET, Bickford CL. Cardiovascular complications of cancer therapy: incidence, pathogenesis, diagnosis, and management. J Am Coll Cardiol, 2009, 53(24): 2231–2247.

乳腺癌术后靶向治疗期间心肌梗死 10

【病史简介】

患者，女性，67 岁，2021 年 11 月 30 日入院。

主诉：胸闷胸痛 1 个月余，加重 1 日。

现病史：患者 1 个月前无明显诱因下出现前下胸壁疼痛，伴呕吐、黑矇晕厥，遂于外院就诊。入院后完善相关检查，诊断为急性前壁心肌梗死，予以左前降支（LAD）支架植入及相关对症支持治疗后好转出院。1 天前无明显诱因下出现胸闷胸痛，伴活动后气促，自行服用保心丸后不缓解，遂至外院就诊，门诊以"冠状动脉粥样硬化性心脏病"收治入院。

既往史：2020 年 12 月 18 日在我院行左侧癌改良根治术，术后病理：左乳浸润性导管癌Ⅱ级，部分呈浸润性微乳头状癌（3cm×2cm×1cm），脉管内未见癌栓，淋巴结 0/10，免疫组化：ER（70%，强）、PR（40%，中）、HER2（+++）、Ki-67（30%+），FISH 扩增。

术后予以单周紫杉醇 + 曲妥珠单抗治疗 12 周，后序贯曲妥珠单抗靶向治疗 + 来曲唑内分泌治疗至 2021 年 10 月 26 日。

既往体健，有高血压病史数年，口服依那普利、吲达帕胺片控制，血压控制可。否认糖尿病、心脏病、脑血管疾病。

【入院体格检查】

体温 37.5℃，脉搏 76 次 / 分，呼吸 18 次 / 分，血压 126/72mmHg。神清气平，发育正常，步入病房。心脏无异常隆起，心尖冲动正常，无抬举性搏动，无震颤，心界无扩大。心率 76 次 / 分，律齐。各瓣膜区听诊未闻及杂音及额外心音。无心包摩擦音。

【辅助检查】

1. 血常规（2021 年 12 月 1 日） 白细胞计数 $7.35 \times 10^9/L$，血红蛋白 119g/L，血小板计数 $151 \times 10^9/L$，中性粒细胞百分比 68.2%，淋巴细胞百分比 20.7%。

2. 生化检查 总蛋白 65.3g/L，白蛋白 34.2g/L，总胆红素 8μmol/L，丙氨酸氨基转移酶 16.0U/L，天冬氨酸氨基转移酶 15.2U/L，肌酐 72μmol/L，总胆固醇 2.92mmol/L，甘油三酯 2.37mmol/L ↑，葡萄糖 5.54mmol/L，高密度脂蛋白 1.09mmol/L，低密度脂蛋白 1.21mmol/L。

3. 心肌酶谱 肌钙蛋白 I 0.16ng/ml ↑，肌红蛋白 44.8ng/ml，CK-MB 2.00ng/ml，脑利尿钠肽 232.2pg/ml ↑。

【入院诊断】

冠状动脉粥样硬化性心脏病，高血压，乳腺恶性肿瘤个人史。

【治疗经过】

患者入院后完善相关检查，于 2021 年 11 月 30 日行冠状动脉造影＋经皮冠状动脉介入治疗（PCI）术，术中见左主干粗短，中度动脉硬化，未见明显狭窄；左前降支重度动脉硬化，LAD 近段管状狭窄 50%，原支架通畅，未见明显支架内再狭窄或内膜增生，远段血流心肌梗死溶栓治疗（TIMI）3 级。左回旋支开口狭窄 50%，近段局限性狭窄 70%，远段血流 TIMI 3 级。右冠状动脉（RCA）血管粗大，呈现优势型，弥漫性动脉硬化，近段管状狭窄 60%，中段狭窄伴钙化 90%，远段局限性狭窄 50%，远段血流 TIMI3 级。RCA 成功经皮冠状动脉腔内血管成形治疗及 PCI 一支。术后予以常规抗血小板、调血脂及其他对症支持治疗。

【转归】

术后患者恢复可，胸闷症状消失，予以出院。继续冠心病双抗、调血脂、降血压治疗，停止乳腺癌靶向治疗和内分泌治疗。

【总结】

1. 思考与讨论 在曲妥珠单抗问世之前，HER2 阳性乳腺癌普遍侵袭性较高，预后较差。若在术后额外使用 1 年的曲妥珠单抗靶向治疗则可降低 50% 的复发风险。曲妥珠单抗的主要不良反应是左心室射血分数降低和心力衰竭，故而在治疗期间需密切监测心功能，每 3 个月进行 1 次心脏彩超检查。

　　该患者在靶向治疗期间一直遵循医嘱，心脏彩超并未见异常，却在治疗末期出现了急性心肌梗死和冠状动脉粥样硬化性心脏病。根据文献检索，曲妥珠单抗使用可能增加心脏事件发生率。但由于文献报道倾向于将心脏事件整体作为结局，其定义包含心力衰竭、心律失常、心肌梗死等多种病变，故无法得到曲妥珠单抗与心肌梗死发生率之间的直接关系。在一项 NCCTG N9831 长期心脏毒性的研究中，研究者将心脏事件结局定义为症状性心力衰竭、明确的心源性死亡。结果显示与单纯化学治疗相比（A），化学治疗同时（B）或序贯（C）使用曲妥珠单抗可提高心脏事件发生率（A: 0.6%，B: 2.8%，C: 3.4%）；同时患者年龄≥60 岁、基线 LVEF＜50%～54.9% 或 55%～64.9%、服用降血压药也是患者发生心脏事件的危险因素。在另一篇关于曲妥珠单抗辅助治疗心脏安全性的文献中，作者关注到了一些提前终止曲妥珠单抗治疗的患者。辅助曲妥珠单抗标准治疗时长为 1 年，约 18 个疗程，因此根据患者接受的疗程数可分为 1～8、9～15 和≥16 个疗程。在排除了因乳腺癌复发而终止曲妥珠单抗治疗的患者后，作者认为此类患者主要是因为心脏原因提前停药。中位随访 5 年结果显示，患者停药越早，后续心脏事件发生率越高［包括心力衰竭（HF）事件和非心力衰竭（non-HF）事件（包括心肌梗死、脑卒中等）］。与完成 16 个疗程及以上的患者相比，1～8 个疗程内停药的患者 HF 事件或死亡风险比为 4.02（P＜0.0001），non-HF 事件或死亡风险比为 4.26（P＜0.0001）；9～15 个疗程内停药的患者 HF 事件或死亡风险比为 2.97（P＜0.0001），non-HF 事件或死亡风险比为 3.14（P＜0.0001）。患者年龄较大、乳腺癌分期较高、使用紫杉类化学治疗也是心脏事件（无论是 HF 事件还是 non-HF 事件）或死亡发生的危险因素。因此，对于存在一个或多个危险因素的患者，在随访过程中需密切关注患者的症状、体征及心功能等检查，以尽早发现心脏事件的踪迹，并尽早诊断和尽早干预。该患者发生心肌梗死后，考虑到患者的一年靶向治疗已接近尾声，且处于心肌梗死急性治疗阶段，故停用靶向治疗。

此外，患者服用的乳腺癌内分泌治疗药物为来曲唑，其常见的不良反应包括高血压和高胆固醇血症，可能是加重患者冠状动脉粥样硬化的因素。BIG1-98 试验的探索性分析发现，在至少使用过一次来曲唑治疗的患者中，口服调血脂药可降低 18% 的疾病复发风险（多因素 HR=0.82，P=0.04）。虽然这一分析是基于前瞻性随机对照临床试验 BIG1-98 的观察性分析，但仍提示我们在来曲唑治疗过程中需定期监测血脂水平，如出现异常，应建议患者到内分泌科就诊。因此，在该患者发生急性心肌梗死后，我们暂停了来曲唑内分泌治疗，考虑后续病情稳定后再恢复治疗。

2. 病例启示　随着社会老龄化进程，临床诊治过程中会遇到越来越多的高龄乳腺癌患者、合并有心脑血管疾病的乳腺癌患者，在其抗肿瘤治疗过程中，除了要注意此类合并症的病情变化和治疗调整，抗肿瘤药相关的心脑血管等并发症亦不容忽视。这也对肿瘤外科医生提出了更高的要求，一方面需熟悉掌握各种抗肿瘤药的不良反应谱，另一方面也要加强内科业务能力及与相关科室的合作协调能力，以便第一时间发现问题、解决问题。

（吴子平　殷文瑾　陆劲松）

参考文献

[1] Cameron D, Piccart-Gebhart M, Gelber R, et al. 11 years' follow-up of trastuzumab after adjuvant chemotherapy in HER2–positive early breast cancer: final analysis of the HERceptin Adjuvant (HERA) trial. Lancet, 2017, 389(10075): 1195–1205.

[2] Mavroudis D, Saloustros E, Malamos N, et al. Six versus 12 months of adjuvant trastuzumab in combination with dose-dense chemotherapy for women with HER2–positive breast cancer: a multicenter randomized study by the Hellenic Oncology Research Group (HORG). Ann Oncol, 2015, 26(7): 1333–1340.

[3] 曹晓珊, 丛斌斌. HER-2 阳性乳腺癌靶向药物治疗的研究进展. 中国肿瘤临床, 2019, 46(18): 965–968.

[4] Dang CT, Yu AF, Jones LW, et al. Cardiac surveillance guidelines for trastuzumab-containing therapy in early-stage breast cancer: getting to the heart of the matter. J Clin Oncol, 2016, 34(10): 1030–1033.

[5] Advani PP, Ballman KV, Dockter TJ, et al. Long-term cardiac safety analysis of NCCTG N9831 (Alliance) adjuvant trastuzumab trial. J Clin Oncol, 2016, 34(6): 581–587.

[6] Gong IY, Verma S, Yan AT, et al. Long-term cardiovascular outcomes and overall survival of earlystage breast cancer patients with early discontinuation of trastuzumab: a population-based study. Breast Cancer Res Treat, 2016, 157(3): 535–544.

[7] Foglietta J, Inno A, de Iuliis F, et al. Cardiotoxicity of Aromatase Inhibitors in Breast Cancer Patients. Clin Breast Cancer, 2017, 17(1): 11–17.

[8] Borgquist S, Giobbie-Harder A, Ahern TP, et al. Cholesterol, cholesterol-lowering medication use, and breast cancer outcome in the BIG 1–98 Study. J Clin Oncol, 2017, 35(11): 1179–1188.

乳腺癌术后并发肺栓塞 11

【病史简介】

患者，女性，54岁，因发现双乳结节1年，术后4天突发气促求诊。

患者于1年前，体检发现双乳结节，2021年5月13日乳腺超声提示"双乳多处导管扩张，双乳结节（BI-RADS 3类）"，2021年6月5日乳腺平扫+增强MR提示"左乳6点钟方位肿块（BI-RADS 4C类），双乳多发强化灶及聚集强化灶（BI-RADS 3类）"，术前血常规、肝肾功能、血糖、电解质、心肌损伤标志物均在正常范围内，2021年6月16日检查示D-二聚体0.5mg/L，心电图正常，下肢血管超声提示"双下肢深静脉血流通畅"。完善术前准备后，2021年6月18日于全麻下行左乳改良根治术，术后病理提示"左乳浸润性导管癌Ⅱ级，淋巴结（2/13）未见癌转移，免疫组化：ER（95%强+）、PR（95%强+）、CerbB-2（1+）、E-cadherin（+）、CK5/6（-）、Ki-67（12%+）、p53（-）、CD34（血管+）、D2-40（淋巴管+）"。术后第2天，患者恢复可，拔出导尿管，可自行下床活动。2021年6月22日（术后第4天）中午，患者下床排便后出现右下肢抽痛、气促，中午出现发热，体温38.6℃，仍有右下肢抽痛、气促，吸氧中SaO_2 97%，急查D-二聚体30.66mg/L，

TnT 0.089ng/ml，NT-proBNP 1020ng/L，血气分析 SaO$_2$ 88%，下肢血管超声提示"双下肢动脉内膜毛糙；右下肢腘静脉透声差，右下肢小腿肌间静脉不完全栓塞可能，建议动态观察"。CTPA 提示"双侧肺动脉干及其分支多发性肺栓塞；双肺多发微小结节，随访；右侧胸膜增厚或积液（高密度）"（图 11-1）。乳腺外科请求会诊。

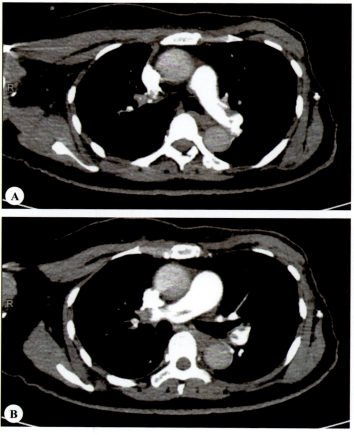

▲ 图 11-1　CTPA（2021 年 6 月 22 日）

　　既往有高血压病史，服药控制可；有甲状腺功能亢进病史1年，目前服用甲巯咪唑2.5mg，每日1次，甲状腺功能正常；否认冠心病、糖尿病等慢性病史。否认家族性遗传病史。

【入院查体】

　　神清，气稍促，血压126/80mmHg，双肺未闻及啰音，心率100次/分，律齐，双下肢轻度水肿。

【辅助检查】

　　2021年6月16日：D-二聚体0.5mg/L。

　　2021年6月22日：D-二聚体30.66mg/L，TnT 0.089ng/ml，NT-proBNP 1020ng/L。

　　2021年6月22日：血气分析 SaO_2 88%。

　　2021年6月22日：下肢血管超声示双下肢动脉内膜毛糙；右下肢腘静脉透声差，右下肢小腿肌间静脉不完全栓塞可能，建议动态观察。

【入院诊断】

　　1. 肺栓塞。

　　2. 右下肢肌间静脉栓塞。

　　3. 左乳癌术后。

　　4. 高血压。

　　5. 甲状腺功能亢进。

【治疗经过】

根据患者 CTPA、下肢血管超声、心肌损伤标志物及临床表现，考虑为肺栓塞，立即予以依诺肝素抗凝血，血管外科行"肺动脉造影术 + 吸栓术 + 下腔静脉滤器置入术"，术中右下肢静脉造影见小腿间肌间静脉血栓，置入滤器；肺动脉造影见左肺动脉下段栓塞，吸栓后造影见栓塞较前改善；右肺动脉吸栓后，造影见肺动脉主干通畅，术后继续予以依诺肝素抗凝血，逐渐过渡到利伐沙班口服抗凝血，监测 D- 二聚体（图 11-2）、心肌损伤标志物逐渐下降（图 11-3 和图 11-4），2021 年 7 月 6 日复查 CTPA 提示"右上肺动脉起始段充盈欠佳"，继续门诊化学治疗及利伐沙班口服抗凝血，2021 年 9 月 24 日复查 CTPA 提示"双侧肺动脉干及分支未见明显充盈缺损"，2021 年 9 月 25 日予以取出下腔静脉滤器。

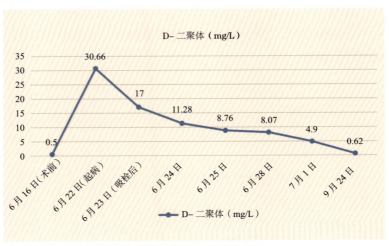

▲ 图 11-2　D- 二聚体演变

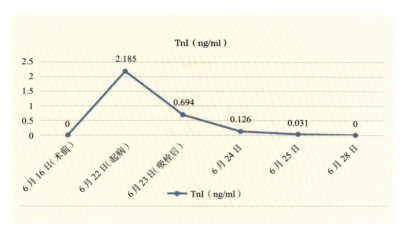

▲ 图 11-3　TnI 演变

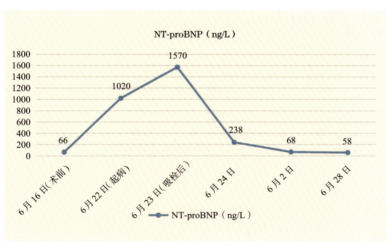

▲ 图 11-4　NT-proBNP 演变

【转归】

患者恢复良好，目前继续门诊规律随访中。

【总结】

1. 思考与讨论　1865 年法国医生 Armand Trousseau 首次报道胃癌患者易形成静脉血栓，提出恶性肿瘤与血栓形成之间的相关性。目前统计数据表明，肿瘤患者的 VTE 发病率高于普通人群，且呈逐年上升，肿瘤患者 VTE 绝对发病率为每年 13.9/1000。

VTE 是肿瘤患者重要的并发症和主要死亡原因之一。恶性肿瘤是目前公认的获得性易栓因素之一，肿瘤患者 VTE 发生率比普通人群高数倍。恶性肿瘤患者中静脉血栓形成的发生率高达 3%～18%。在所有 VTE 患者中，肿瘤患者占 20%，接受化学治疗的人数大约占 13%。肿瘤使患者血栓形成风险升高 4.1 倍。化学治疗则使患者血栓形成风险升高 6.5 倍。

肿瘤患者易栓的原因包括血液高凝血状态、血管内皮细胞破坏、导管源性血栓形成、化学治疗导致的血栓形成、原发肿瘤或淋巴结转移压迫静脉导致继发性血栓等。

恶性肿瘤患者常常需要接受化学治疗、靶向治疗、免疫治疗，而这些药物往往与抗凝血药之间存在相互作用，下腔静脉滤器可在存在抗凝血禁忌时作为一种选择（图 11-5）。根据《中国乳腺癌随诊随访与健康管理指南（2022 版）》，该患者有症状的 PE，同时存在急性下肢 DVT 为下腔静脉滤器置入术绝对适应证（表 11-1）。中国临床肿瘤学会（CSCO）也对此有相应推荐（图 11-6）。

2. 病例启示　肿瘤患者是肺栓塞高发人群，目前临床上缺乏针对肿瘤患者肺栓塞风险的评分标准，肿瘤患者抗凝血方案的选择仍缺乏大规模循证医学证据，如何预防肿瘤患者的血栓

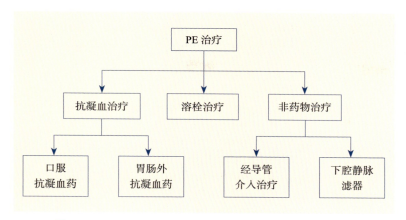

▲ 图 11-5　下腔静脉滤器可在存在抗凝血禁忌时作为一种选择

表 11-1　乳腺癌患者下腔静脉滤器置入术和取出术的适应证和禁忌证

手　术	适应证	禁忌证
置入术	绝对适应证 • 已经发生有症状的肺动脉栓塞或下腔静脉及髂静脉、股静脉、腘静脉急性血栓形成的患者有下述情况之一：①存在抗凝治疗禁忌证；②抗凝治疗过程中发生出血等并发症；③充分的抗凝治疗后仍复发 PE 和各种原因不能达到充分抗凝 • 有症状的 PE，同时存在急性下肢 DVT • 髂静脉、股静脉或下腔静脉内有游离漂浮血栓或大量急性血栓 • 诊断为易栓症且反复发生 PE • 急性下肢 DVT，欲行经导管接触性溶栓治疗和经皮机械性血栓清除术	绝对禁忌证 • 慢性下腔静脉血栓，下腔静脉重度狭窄者 • 下腔静脉直径超过所备用滤器的最大适用直径

（续表）

手　术	适应证	禁忌证
置入术	相对适应证：主要为预防性滤器置入，选择需谨慎 • 严重创伤，伴有或可能发生急性下肢 DVT，其中包括①闭合性颅脑损伤；②脊髓损伤；③下肢多发性长骨骨折或骨盆骨折 • 临界性心肺功能储备伴有急性下肢 DVT • 慢性肺动脉高压伴高凝状态 • 血栓形成高危因素患者，如肢体长期制动、重症监护患者 • 老龄、长期卧床伴高凝血状态	相对禁忌证 • 严重的大面积 PE，病情凶险，已生命垂危者 • 伴有菌血症，或毒血症 • 未成年人
取出术	• 临时性滤器或可取出滤器 • 滤器置入时间未超过说明书所规定的期限 • 造影证实腘静脉、股静脉、髂静脉和下腔静脉内无游离漂浮的血栓和新鲜血栓或经治疗后上述血管血栓消失 • 预防性滤器置入后，经过其他治疗已不需要滤器保护的患者	• 永久性滤器置入术后 • 可取出滤器置入时间已超过说明书所规定的期限 • 造影证实腘静脉、股静脉、髂静脉和下腔静脉内仍有游离漂浮的血栓或较多新鲜血栓 • 滤器取出钩已穿通下腔静脉壁，CT 静脉血管造影证实，强行取出可能会导致下腔静脉严重损伤者

PE. 肺动脉栓塞；DVT. 深静脉血栓

仍是临床实践中需要探索的命题。

（曾　军　汪　成）

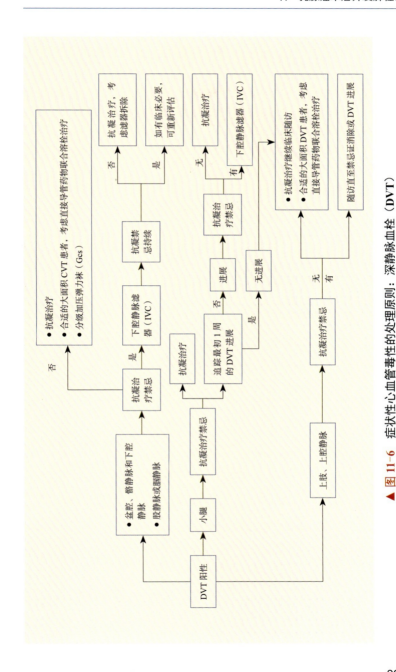

▲ 图 11-6　症状性心血管毒性的处理原则：深静脉血栓（DVT）

改编自 CSCO 肿瘤相关静脉血栓栓塞症预防与治疗指南（2019 版）及 NCCN 肿瘤相关 VTE 疾病指南

参考文献

[1] 国家肿瘤质控中心乳腺癌专家委员会，北京乳腺病防治学会健康管理专业委员会.中国乳腺癌随诊随访与健康管理指南(2022版).中华肿瘤杂志,2022,44(01):1-28.

[2] 下腔静脉滤器置入术和取出术规范的专家共识(第2版).中华医学杂志,2020,100(27):2092-2101.

[3] 马军，秦叔逵，吴一龙，等.肿瘤相关静脉血栓栓塞症预防与治疗指南(2019版).中国肿瘤临床,2019,46(13):653-660.

安罗替尼致心力衰竭及沙库巴曲缬沙坦治疗 12

【病史简介】

患者，男性，71岁，因"间断气短7天，加重1天"入院。患者7天前服用盐酸安罗替尼后出现气短，与活动无关，伴眼睑、双下肢水肿，伴声音嘶哑，无胸闷、胸痛、黑矇、晕厥、大汗、尿量减少等，10～30min症状缓解。自测血压220/80mmHg，伴头晕、心悸、乏力，就诊于我院急诊，给予降血压、利尿治疗后症状缓解。此后气短症状间断出现，一天发作数次，活动耐量较前下降。患者1天前睡眠中出现呼吸困难，伴心悸，未测脉率，坐位后约数分钟气短症状缓解。为进一步诊治就诊于我院，以"心功能不全"收入心脏内科病房。自起病以来，患者饮食较前减少，睡眠差，精神可，尿量无减少，大便正常，体重增加5kg。患者既往有高血压病史40年，血压最高达200/90mmHg，平素服用"氯沙坦钾氢氯噻嗪112.5mg，每日1次，酒石酸美托洛尔25mg，每日1次"治疗，自诉血压控制为（150～160）/60mmHg，1个月前外院行腹部CT示左侧肾上腺增粗，内侧支见一椭圆形低密度影，大小约1.1cm×0.9cm，边界清晰，右侧肾上腺外侧肢见点状极低密度影；高脂血症病史40年，平素服用"阿托伐他汀20mg，每晚 1 次"治疗；2 型糖尿病病史 30 年，平素服用"二甲双胍 500mg，每日 3 次、瑞格列奈 1mg，每日 3 次"治疗，自诉空腹血糖控制在 10mmol/L 左右，餐后 2h 血糖控制在 12mmol/L 左右；高尿酸血症病史 20 年，平素服用"苯溴马隆"治疗；发现左肺腺癌 1 年，1 年前行左肺肺叶部分切除术，先后应用"吉西他滨、培美曲塞、安罗替尼"化学治疗，最后一次为 7 天前口服安罗替尼化学治疗。

【入院诊断】

1. 急性心力衰竭心脏扩大窦性心律心功能Ⅳ级（NYHA 分级）。
2. 高血压 3 级很高危。
3. 2 型糖尿病。
4. 高脂血症。
5. 高尿酸血症。
6. 左肺腺癌切除术后。

【治疗经过】

入院后给予氯沙坦钾氢氯噻嗪 1 片（100/12.5mg），每日 1 次，硝苯地平控释片 30mg，每日 1 次，琥珀酸美托洛尔缓释片 23.75mg，每日 1 次，口服，先后联合乌拉地尔（15μg/min）、硝普钠（100μg/min）静脉泵入，血压仍控制不佳 [（180～200）/（60～90）mmHg]，故将氯沙坦钾氢氯噻嗪换为沙库巴曲缬沙坦钠 50mg，每日 2 次，肾上腺 CT 结果提示肾上腺腺瘤，加用螺内酯 20mg，每日 1 次，同时将琥珀酸美托洛尔缓释片换为卡维地洛 10mg，每日 2 次，血压下降到（130~150）/（60~70）mmHg。心力衰竭方面，给予襻利尿药治疗，心力衰竭症状较前明显好转（表 12-1）。

此外，入院后发现患者尿蛋白多次（+++），查 24h 尿蛋白定量 15.39g/d。肾脏治疗经过见表 12-2。

就此查阅相关文献及安罗替尼说明书：考虑患者高血压、心力衰竭及大量蛋白尿与 VEGF 抑制药安罗替尼的不良反应相关，故停用安罗替尼后观察血压、尿蛋白变化，并且完善心肌磁共振评估有无心肌损伤，心脏磁共振结果示：左心室基底段下壁中部心肌延迟强化（图 12-1）。

患者经住院治疗后，血压降低至 150/62mmHg，NT-proBNP降低至 271.4pg/ml，24h 尿蛋白定量降低至 10.41g，呼吸困难、双下肢水肿等心力衰竭的症状、体征消失，胸片示左膈面及肋膈角较前清晰，双肺渗出较前明显好转（图 12-2 和图 12-3），住院期间超声心动图检查结果见表 12-3 和图 12-4。目前随访3 个月，患者血压控制在 130/60mmHg 左右，未再发生呼吸困难及水肿。

【总结】

1. 思考与讨论 抗肿瘤治疗最常见和较严重的心脏毒性表现是心力衰竭，可增加肿瘤患者患病率和死亡率，尤其是既往有心血管疾病风险的老年患者。左心室功能不全的发生率与不同化学治疗药物的种类及剂量相关（如蒽环类药、烷化剂等）。随着对癌症发病机制的研究，人们认识到在许多癌症中，激酶

表 12-1 心力衰竭方面治疗经过

用药及检查	入院	第2天	第3天	第4天	第5天	第6天	第7天	第8天	第9天	第10天	第11天	第12天
托拉塞米（口服）	10mg，每日1次	10mg，每日1次	10mg，每日2次	10mg，每日2次	10mg，每日2次	10mg，每日2次	10mg，每日2次	10mg，每日2次	15mg，每日2次	15mg，每日2次	15mg，每日2次	15mg，每日2次
托拉塞米（静脉）	20mg	20mg	—	—	10mg	30mg	—	10mg	40mg	20mg		
呋塞米（静脉）	—	—	—	—	—	—	—	40mg	—	—		
出入量（ml）	-590	-516	-1200	976	-190	-230	-1245	-254	-1282	-720		
NT-proBNP（pg/ml）	6554	5579	—	1170	—	894.2	—	—	—	271.4	—	—

表 12-2　肾脏治疗经过

时 间	肌酐 (μmol/L)	eGFR [ml/ (min·1.73m²)]	BUN (mmol/L)	检 查 尿蛋白	24h尿蛋白定量 (g/24h)	尿潜血	血白蛋白 (g/L)	尿量 (ml)	治疗 (沙库巴曲 缬沙坦钠 50mg, 每日2次)
用药前 15天	55	118.86	6.34	阴性	—	阴性	36	—	—
入院	91.3	72.501	13.3	—	—	—	31.5	1850	—
第2天	—	—	—	+++	—	++	—	2520	—
第4天	93.9	70.081	13.6	+++	—	+	—	2100	第3天开始
第5天	—	—	—	+++	—	+	—	2340	√
第6天	85.6	78.378	9.1	—	15.39	—	—	2070	√
第8天	—	—	—	—	—	—	26.7	2750	√

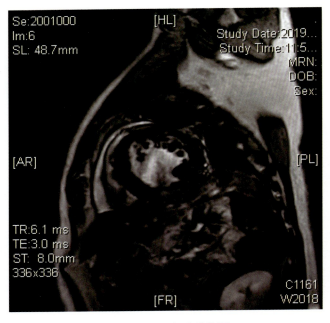

▲ 图 12-1　心脏磁共振

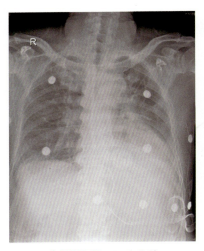

▲ 图 12-2　入院胸片

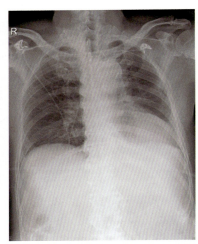

▲ 图 12-3　出院前胸片

表 12-3 超声心动结果（入院第 4 天）

超声心动图	左心房内径（mm）	右心房内径（mm）	左心室舒张末径（mm）	室间隔厚度（mm）	左心室后壁厚度（mm）	LVEF（%）
	44×64×54	56×41	60	12	11	56

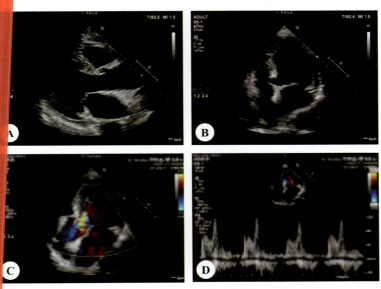

▲ 图 12-4 患者住院期间超声心动图

变得不适当的活跃，促进了激酶抑制药作为一种治疗策略的发展。特别是小分子激酶抑制药，可口服，已显示出对多种癌症类型的疗效，并已显著改变了一些恶性肿瘤的自然史。盐酸安罗替尼是一种新型小分子多靶点酪氨酸激酶抑制药，能有效抑制 VEGFR、PDGFR、FGFR、c-Kit 等，具有抗肿瘤血管生成和抑制肿瘤生长的作用，但国内外尚未报道过安罗替尼的心肌毒性。

近年来随着肿瘤心脏病学的发展，我们对于这个学科的认识逐渐加深，但目前该学科的发展仍处于起步与探索阶段，多学科协作的模式可能更好地促进未来的发展。对于接受肿瘤化学治疗的患者，加强血压和心血管系统健康的管理十分必要。相信随着各国学者对肿瘤治疗相关心血管系统损伤的深入研究，未来将会更好地造福社会。

2. 病例启示　　该患者左心明显扩大，向心性肥厚，符合高血压性心脏病表现。但患者自诉既往血压控制在 150/90mmHg 以下，近期服用安罗替尼后出现血压难以控制，并出现呼吸困难及双下肢水肿症状，查 NT-proBNP 升高，故考虑急性心力衰竭诊断明确。为进一步明确心力衰竭病因，判别是高血压性心脏病所致还是化学治疗药物的心脏损伤所致，行心脏磁共振检查，结果提示左心室基底段下壁中部心肌少许延迟强化，支持化学治疗药物导致的心脏损伤引起的心力衰竭。

酪氨酸激酶抑制药的心肌毒性既往也有学者报道。有临床研究显示，在 1276 例接受伊马替尼治疗的患者中，有 22 例出现心力衰竭，其中 11 例经调整剂量后继续接受伊马替尼治疗，未出现远期并发症，提示此类心功能受损具有可逆性。本例患者停用安罗替尼给予对症治疗后，心力衰竭症状缓解，3 个月随访中未诉呼吸困难、水肿等，提示安罗替尼的心肌损伤也具有可逆性。

（周博达　张　萍）

参考文献

Atallah E, Durand JB, Kantarjian H, et al. Congestive heart failure is a rare event in patients receiving imatinib therapy. Blood, 2007, 110(4): 1233–1237.

Oeffinger KC, Mertens AC, Sklar CA, et al. Chronic health conditions in adult survivors of childhood cancer. N Engl J Med, 2006, 355(15): 1572–1582.

Hall PS, Harshman LC, Srinivas S, et al. The frequency and severity of cardiovascular toxicity from targeted therapy in advanced renal cell carcinoma patients. JACC Heart Fail, 2013, 1(1): 72–78.

Krause DS, Van Etten RA. Tyrosine kinases as targets for cancer therapy. N Engl J Med, 2005, 353: 172–187.

13 非小细胞肺癌靶向治疗合并多发血栓、心包积液、心房颤动

【病史简介】

患者，女性，63 岁，2015 年 6 月因"咳嗽加重 2 个月"就诊。

既往史：高血压 20 余年，最高 180/95mmHg，平素服用左旋氨氯地平，血压维持在 120/80mmHg。

月经婚育史：初潮 17 岁，（4～5）/25 天，55 岁绝经，育有一子，体健。

【入院体格检查】

体温 36℃，脉搏 144 次 / 分，呼吸 28 次 / 分，血压 120/70mmHg，ECOG 评分为 3 分，被动体位，端坐呼吸，急性面容，右下肺呼吸音减弱，无胸膜摩擦音，心浊音界略扩大，心律绝对不齐，脉律不规整，无毛细血管搏动征，双下肢指凹性水肿。

【辅助检查】

1. 肿瘤标志物（2016 年 9 月 12 日） 细胞角质蛋白 19 片段抗原 21～113.31ng/ml，CEA 102.2U/ml，D– 二聚体 9110～12 690μg/L，

K^+ 2.9～3.3mmol/L。

2. 肺部 CTA（2016 年 9 月 12 日） 肺栓塞及左小腿肌间静脉血栓较前好转，心包积液，双侧胸腔积液较前增多（图 13-1）。

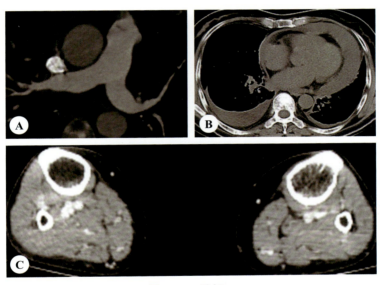

▲ 图 13-1　肺部 CTA

3. 心电图（2016 年 9 月 20 日） 异位心律、心电轴左偏、心房颤动伴快速心室率（151 次 / 分）、ST-T 改变（图 13-2）。

4. 血浆 DNA 2016 年 9 月血浆 DNA 检测肺癌驱动基因结果见表 13-1。

【入院诊断】

1. 右肺腺癌Ⅳ期 $cT_{2a}N_2M_1$。

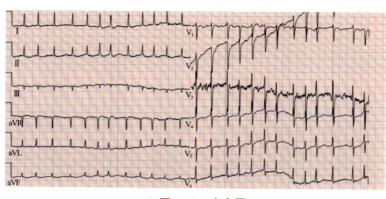

▲ 图 13-2　心电图

表 13-1　2016 年 9 月血浆 DNA 检测肺癌驱动基因

基因名称	氨基酸变异	变异频率	
		第一次检测	第二次检测
EGFR	p.[L858R]	47.3%	—
EGFR	p.[T790M]	3.27%	—
MDM2	p.[Q146H]	5.25%	—
无	无	无	无

2. 右侧肺门、纵隔淋巴结转移癌。

3. 右侧恶性胸腔积液。

4. 骨转移癌。

5. 脑梗死（瘤卒中不除外）。

6. 心包积液（恶性不除外）。

7. 双肺动脉栓塞。

8. 左下肢肌间静脉血栓。

9. 低钾血症。

10. 高血压 3 级很高危。

11. 心房颤动。

【治疗经过】

1. TKI 一线治疗期间出现肺栓塞

(1) 胸腔积液脱落细胞见肿瘤细胞考虑腺癌，胸腔积液基因检测可见 EGFR Exon21 突变，KRAS 野生型。2015 年 10 月—2016 年 8 月口服吉非替尼 250mg，每日 1 次，CT 疗效评价 SD，PFS：10 个月。

(2) 2016 年 7 月出现左下肢疼痛，走路无力。行肺动脉造影 CT：双肺动脉栓塞、左小腿肌间静脉多发血栓。予那屈肝素钙序贯利伐沙班治疗。2016 年 8 月出现左上肢无力伴右侧视野偏盲，行头 MRI 示多发急性脑梗死，给予改善微循环治疗，病情稳定。

(3) 2016 年 9 月出现胸闷气短，行肺 CT 检查示大量心包积液，双侧大量胸腔积液，右肺下叶肿物较前增大，病情进展。

2. TKI 二线治疗期间出现心房颤动、心包积液

(1) 心电图（2016 年 9 月 12 日）示异位心律，心电轴不偏、心房颤动、室性早搏、ST-T 改变，心室率 144 次 / 分。行超声引导下心包穿刺引流心包积液，共引流 350ml 心包积液后心包灌注卡铂 300mg，局部化学治疗，间断出现心慌气短症状。

(2) 心电图（2016 年 9 月 20 日）示异位心律、心电轴左偏、心房颤动伴快速心室率、ST-T 改变、心室率 151 次 / 分。BNP

178.82pg/ml，请心内科会诊指导治疗，予去乙酰毛花苷 0.2mg 静脉注射和阿替洛尔治疗，患者病情趋于平稳。

(3) 2016 年 9 月行血浆 DNA 基因检测示 EGFR T790M 突变，改行奥希替尼治疗。

【转归】

患者一般状况好转，间断心房颤动发作。

【总结】

1. 思考与讨论

(1) 肺癌治疗：对于体力状况较差，ECOG 评分＞2 分人群，不能耐受化学治疗药物毒性作用，靶向药物会带来希望。以厄洛替尼、吉非替尼为代表的小分子 EGFR-TKI 为晚期 NSCLC 带来极大的临床获益。亚裔、女性、不吸烟腺癌患者对 TKI 疗效佳，中国肺腺癌患者 EGFR 突变率较高（约 55%），因此中国获益人群较多。EGFR 突变者 EGFR-TKI 治疗有效率高达 70%，中位 PFS 为 10～12 个月，显著优于标准化学治疗。有关 EGFR-TKI 心脏毒性的报道较少，有报道厄洛替尼治疗可能与心肌梗死的发生有关。该患者 2015 年 8 月胸腔积液检测到 EGFR Exon21 突变，KRAS 野生型，检测结果提示该患者使用 EGFR-TKI 可能有效，吉非替尼是 FDA 批准用于非小细胞肺癌患者的 EGFR-TKI。该患者吉非替尼治疗无进展生存时间达到近 9 个月（2015 年 10 月—2016 年 7 月）。

一线 EGFR-TKI 治疗的患者进展后应进行 T790M 耐药基

因突变检测（血液／组织），以更好地确定二线治疗决策。2016
年9月患者病情出现进展，积极行血浆 ctDNA 肺癌靶向药物
基因检测，指导二线治疗方案。奥希替尼（AZD9291）为新型、
不可逆、突变选择性的第三代 EGFR 抑制药，已发表的临床实
验数据均显示出对携带 EGFR L858R 和 T790M 突变的 NSCLC
患者具有良好的疗效和耐受性，该患者同时检测出 EGFR
L858R 和 T790M 突变，提示该患者对 EGFR-TKI 吉非替尼获
得性耐药，可能对奥希替尼治疗敏感。

骨相关事件是对恶性肿瘤骨转移引起一系列并发症的统
称。双膦酸盐是治疗和预防骨相关事件的常用药物，唑来膦酸
能有效预防和延缓肺癌骨转移（溶骨和成骨）引起的骨相关事
件，是一种特异性作用于骨的二磷酸化合物，能抑制因破骨活
性增加而导致的骨吸收。患者每月坚持唑来膦酸抑制骨转移治
疗，现无明显疼痛。

(2) 心血管疾病治疗：恶性肿瘤本身即为静脉血栓栓塞症
的重要高危因素。恶性肿瘤细胞及其产物与宿主细胞相互作用
造成高凝状态，导致机体防御血栓功能减低。VTE 高风险因
素包括不完全手术切除，术后抗血管生成药物的使用，EGFR-
TKI 的应用及术前 D- 二聚体水平升高。该患者为老年女性，
患有恶性肿瘤，有 EGFR-TKI 使用史，为静脉血栓形成高风险
人群，发现下肢静脉血栓及肺栓塞后，制订长期抗凝血治疗方
案，住院期间行那屈肝素钙 4100U 皮下注射，每日2次，出院
后序贯利伐沙班抗血栓治疗。

患有静脉血栓栓塞症，即同时发现下肢深静脉血栓和肺
血栓栓塞症，加之伴有心律失常及大量心包积液，导致呼吸
困难的发生，使得治疗难度加大，患者生活质量降低。大量心

包积液为肺癌转移引起，入院后积极治疗，行心包穿刺心包积液引流能够缓解气短症状，预防心脏压塞发生，提高患者生活质量。

肺栓塞时肺通气 / 灌注比例严重失调，过度通气造成低氧血症及低碳酸血症，同时肺循环血流量减少，而肺动脉压力升高，右心负荷增加，使心肌耗氧量增加，最终引起心率代偿性增加，表现为窦性心动过速、房性心动过速或心房颤动伴快速心室率。心房颤动与癌症关系紧密，一项美国女性健康研究数据分析发现，新发心房颤动患者的癌症风险显著增加，新发癌症患者的心房颤动风险也有所增加。确诊心房颤动 3 个月内癌症高发，风险可持续 1 年。肺栓塞可导致房性心律失常，结合心内科诊治意见给予降低心室率、抗凝血治疗。

2. 病例启示 肿瘤患者合并心血管疾病时，需双管齐下，全程个体化管理。

（李　佳　吕海辰　方凤奇）

参考文献

[1] Kus T, Aktas G, Sevinc A, et al. Could erlotinib treatment lead to acute cardiovascular events in patients with lung adenocarcinoma after chemotherapy failure? Onco TargetsTher, 2015, 8: 1341–1343.

[2] Soria JC, Wu YL, Nakagawa K, et al. Gefitinib plus chemotherapy versus placebo plus chemotherapy in EGFR-mutation-positive non-small-cell lung cancer after progression on first-line gefitinib (IMPRESS): a phase 3 randomised trial. Lancet Oncology, 2015, 16(8): 990–998.

[3] Ma C, Wei S, Song Y. T790M and acquired resistance of EGFRTKI: a literature reviewof clinical reports.Journal of Thoracic Disease, 2011, 3(1):

10–18.

[4] 中国抗癌协会癌症康复与姑息治疗专业委员会 . 恶性肿瘤骨转移及骨相关疾病临床诊疗专家共识 . 北京 : 北京大学医学出版社 , 2014.

[5] 中国临床肿瘤学会肿瘤与血栓专家共识委员会 . 中国肿瘤相关静脉血栓栓塞症的预防与治疗专家指南 (2015 版). 中国肿瘤临床 , 2015, 42(20): 979–991.

[6] Blom JW, Doggen CJ, Osanto S, et al. Malignancies, prothrombotic mutations, and the risk of venous thrombosis. JAMA, 2005, 293(6): 715–722.

[7] Sallah S, Wan JY, Nguyen NP. Venous thrombosis in patients with solid tumors: determination of frequency and characteristics. Thrombosis & Haemostasis, 2002, 87(4): 575–579.

[8] 应艳萍 . 肺栓塞患者临床心电图特征及探讨 . 杭州 : 浙江省心电生理与起搏学术年会 , 2015.

[9] Faisal Rahman, Darae Ko, Emelia J. Benjamin.Association of atrial fibrillation and cancer. JAMA Cardiol, 2016, 1(4): 384–386.

14 放射治疗相关瓣膜病伴感染性心内膜炎

【病史简介】

患者，女性，38岁，15年前诊断为霍奇金淋巴瘤，先后使用蒽环类药物（多柔比星）化学治疗、纵隔放射治疗、自体干细胞移植及靶向治疗（利妥昔单抗）等多种抗癌治疗方式。放射治疗期间曾出现大量心包积液、胸腔积液及放射性肺疾病，患者的霍奇金淋巴瘤早已达到完全缓解，但主因间断憋气3年，发热1周余入住心脏科。自诉于入院前3年出现活动后胸闷憋气，休息数分钟症状逐渐缓解，此后反复发作，步行2层楼出现明显憋气症状。入院前1周，患者因发现外阴上皮内瘤变在外院行外阴病灶局部切除术，术后1个月，出现发热，高热39.2℃，无寒战，自服退热药后未再发热，发热时间共持续约8h。

【入院体格检查】

入院血压101/63mmHg，神清，全身皮肤、黏膜无黄染，浅表淋巴结不大，眼睑无水肿，口唇无发绀，颈静脉无怒张，双肺呼吸音粗，双肺底未闻及明显干湿啰音，心率81次/分律齐，P2 亢进，腹平软，肝脾肋下未及，双下肢无明显水肿。

【辅助检查】

1. 心电图　入院心电图提示窦性心律，V_1～V_4 导联 R 波递增不良（图 14-1）。

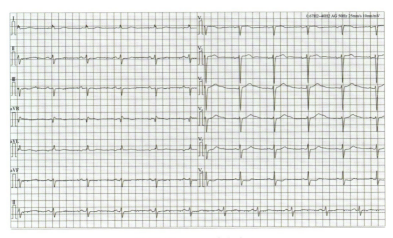

▲ 图 14-1　入院心电图

2. 经胸超声心动图　常规经胸超声心动图提示 LA 33.2mm，LV 36.2mm，EF 40%，PAP 43mmHg，考虑三尖瓣前叶赘生物，三尖瓣中至重度关闭不全，二尖瓣反流（中度），主动脉瓣反流（中度），心包积液（少量），左心室收缩及舒张功能下降，肺动脉高压（肺动脉收缩压 43mmHg）。

3. NT-proBNP　4391.2pg/ml。

4. 经食道超声心动图　为明确三尖瓣赘生物情况，行经食道超声心动图，提示三尖瓣前叶粗糙，瓣体团块影，瓣体中部分别可见约 8.5mm×4.6mm、3.8mm×3.1mm 混合回声团块影，活动度较大，考虑三尖瓣前叶赘生物并瓣体损害（图 14-2）。

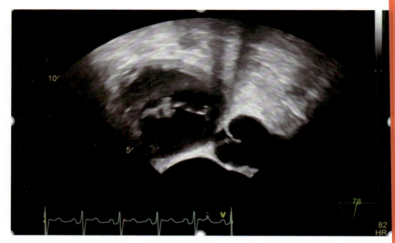

▲ 图 14-2　经食道超声心动图

【入院诊断】

1. 心力衰竭，心功能Ⅲ级（NYHA）。

2. 感染性心内膜炎（？）。

3. 非风湿性心脏瓣膜病：①三尖瓣前叶赘生物；②三尖瓣中至重度关闭不全；③二尖瓣中度反流；④主动脉瓣中度反流。

4. 肺动脉高压。

5. 霍奇金淋巴瘤。

【治疗经过】

予以对症改善心力衰竭治疗后请心外科会诊，考虑患者目前主动脉瓣二尖瓣反流，已达换瓣指征，建议患者行主动脉瓣二尖瓣置换术，此外，三尖瓣赘生物活动度较大且瓣膜损毁，不除外行三尖瓣置换术的可能，追问病史，患者既往放射治疗病史，双肺纤维化，肺功能较差，建议患者锻炼肺功能，待患者肺功能可耐受手术后考虑行瓣膜置换术。

【总结】

1. 思考与讨论 根据 2020 ESMO 抗癌治疗全程心脏疾病管理共识建议，多种类型的癌症治疗（尤其是纵隔及左侧胸部放射治疗、某些特定的化学治疗和靶向治疗）都会对心血管系统产生很大影响，建议监测心血管安全性（Ⅰ，A），对于接受过纵隔及胸部放射治疗的患者，即使无症状，建议从治疗后 5年开始评估冠心病、缺血性心脏病及瓣膜病情况，以后至少每3～5 年评估 1 次（Ⅰ，A）。

2. 病例启示 纵隔放射治疗与心脏瓣膜损害有关，其发生风险并不会随着时间的延长而下降，反而可能逐渐进展，甚至可发生在接受放射治疗 10 年以后，其中二尖瓣和主动脉瓣受影响最大，甚至可能继发感染性心内膜炎。据文献报道放射治疗后 10 年瓣膜异常发生率为 7%～39%，20 年为 12%～60%。

（王玥莹 刘 彤）

肿瘤累及心血管系统

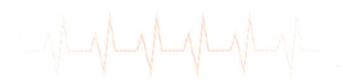

15 花季少女反复晕厥

【病史简介】

患者，女性，22 岁，入院时间为 2019 年 8 月 13 日。发作性意识丧失 2 周，再发 4h。患者近 2 周反复发作意识丧失，有突发心悸的前驱症状，自觉心搏快而不规则，持续 1～2min 后出现黑矇、意识丧失，过程中无肢体强直、阵挛、二便失禁，持续 1～3min 完全恢复，恢复后无不适。4h 前再发上述症状，就诊于我院急诊。近 2 周饮食、睡眠差，体重下降 5kg。

既往史：有慢性胃炎、贲门糜烂、习惯性便秘病史，近 2 周进食差。

月经婚育史：未婚未育，否认性生活，末次月经时间为 3 周前。

【入院体格检查】

体温 36.2℃，脉搏 90 次 / 分，呼吸 19 次 / 分，血压 111/76mmHg。急性病容，被迫右侧卧位。双侧瞳孔等大等圆，光反射灵敏。双肺呼吸音清，未闻及干湿啰音。心律齐，各瓣膜区未闻及异常心音及病理性杂音。腹肌紧张，右上腹叩痛，肝脾肋下未及，墨菲征阴性，肠鸣音 4 次 / 分。左侧颈肩部明显压痛，与活动无关。双下肢无水肿，双侧足背动脉搏动正常对称。

【辅助检查】

1. 心电图（2019 年 8 月 3 日） 窦性心律，电轴无偏移，广泛导联 ST 段缩短伴 T 波倒置，QTc 430ms（图 15-1）。

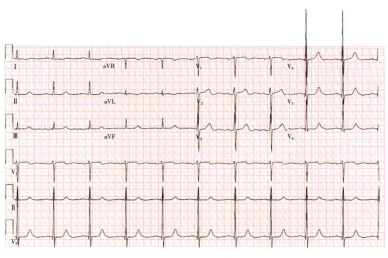

▲ 图 15-1 心电图

2. 血气分析（2019 年 8 月 3 日我院急诊） pH 7.82，PCO_2 17mmHg，PO_2 131mmHg，HCO_3^- 27.7mmol/L，K^+ 2.4mmol/L，iCa^{2+} 2.05mmol/L。

3. 肝肾功能（2019 年 8 月 3 日我院急诊） ALT 31.2U/L，AST 46.1U/L，TBIL 16.7μmol/L，ALB 40.9g/L，BUN 8.0mmol/L，

Cre 87.9μmol/L，eGFR 80.714ml/（min·1.73m^2），Ca^{2+} 4.10mmol/L，Mg^{2+} 0.62mmol/L，K$^+$ 2.53mmol/L。

4. 心脏损伤标志物（2019年8月3日我院急诊） CK 81U/L，CK-MB 11.26ng/ml，MYO 80.35ng/ml，TnT-hs 0.032ng/ml。

5. 全段甲状旁腺激素（2019年8月3日我院急诊） 8.83ng/L。

【鉴别诊断】

入院后予深静脉穿刺置管、心电监测、补液、补钾、降钙等治疗，复查肾功能：BUN 6.65mmol/L，Cre 76.4μmol/L，eGFR 95.625ml/（min·1.73m^2），Ca^{2+} 3.48mmol/L，K$^+$ 3.63mmol/L，完善腹部增强 CT 可见腹膜后巨大占位，后行手术切除治疗（图 15-2）。

病理证实为卵巢高钙血症型小细胞癌。患者 3 个月后治疗无效死亡。

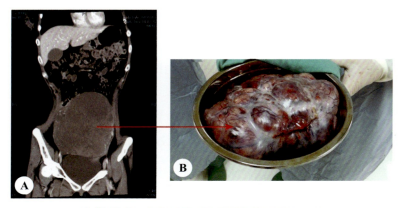

▲ **图 15-2** 腹部增强 CT 可见腹膜后巨大占位

【总结】

1. 思考与讨论 卵巢高钙血症型小细胞癌为高度恶性肿瘤，发病率低，预后极差。该肿瘤由 Scully 于 1979 年首次报道，其组织学起源目前仍未明确。多数认为其是表面上皮—间质肿瘤的变异型。高钙血症的发生机制亦不清楚，可能与肿瘤细胞旁分泌的甲状旁腺激素相关蛋白（parathyroid hormone related protein，PTHrp）和 PTH 有关。既往文献未报道过以晕厥发病的卵巢高钙血症型小细胞癌，本病例提示心血管医生要注意对高钙血症的病因探寻。

2. 病例启示 从这个病例中，我们可以看到一名花季少女，因为巨大的卵巢肿瘤，导致高钙血症，高钙血症患者临床上常有多系统功能的改变：神经精神表现可有表情淡漠，定向力丧失，精神行为异常等；高血钙可致肾小管损害，肾浓缩功能下降，使体液丢失，患者可出现烦渴、多饮、多尿、脱水；消化系统可表现为食欲减退、恶心、呕吐、便秘等；患者可发生低血压和各种心律失常，心电图表现有 QT 间期缩短。本患者晕厥不除外有恶性心律失常发作，此外，晕厥不除外高钙血症引起的神经精神表现。

一般 Ca^{2+}>3.75mmol/L 即应考虑高钙危象，故该患者临床上诊断高钙危象成立。临床上在积极治疗高钙危象的同时，亦应积极查找病因。在高钙血症的病因中甲状旁腺功能亢进和恶性肿瘤最常见，占所有原发病的 90%。希望在大家今后肿瘤心脏病临床工作中，这个病例能对大家有所帮助。

（周博达　张　萍）

合并心脏压塞的弥漫大 B 细胞淋巴瘤诊治

【病史简介】

患者，女性，55 岁，因"间断腹痛 6 个月余，加重伴尿失禁、少尿 1 周"于 2019 年 11 月 28 日来我院。患者同时伴发热、盗汗、活动后呼吸困难、胸闷。

既往史、个人史、家族史无特殊。

【入院体格检查】

下腹部可触及包块，约 3cm×5cm，有压痛。

【辅助检查】

1. 腹部超声 腹膜后下腔静脉下方可见数个低回声，大者位于下腔静脉后方，范围约 13.8cm×6.6cm，界不清，内回声欠均，可见点状血流信号。双肾内可见数个低回声，大者约 4.4cm×3.4cm，界欠清，内回声不均。

2. 腹部 CT ①腹膜后偏右侧肿物，考虑为恶性，淋巴瘤可能大；②前下腹壁皮下脂肪、余腹腔及腹膜后多发结节及肿物，考虑肿瘤侵犯；③双肾多发结节及肿物、右侧肾上腺结节，考虑肿瘤侵犯；④双侧乳腺多发结节，考虑肿瘤侵犯；⑤心脏及心包病变，考虑淋巴瘤受累可能大。

3. 腹部 MRI ①腹膜后偏右侧肿物，考虑为恶性，淋巴瘤？黏液肉瘤？请结合穿刺活检。②前下腹壁皮下脂肪、胆囊旁、余腹腔及腹膜后多发结节及肿物，考虑肿瘤侵犯。③双肾多发结节及肿物，右侧肾上腺结节，考虑肿瘤侵犯。④观察范围心脏可疑受累，建议结合胸部 CT 检查。

4. 腹膜后肿物穿刺 提示恶性肿瘤，结合现有免疫表型，符合弥漫大 B 细胞淋巴瘤，非生发中心来源。

5. 原位杂交 EBER（–）。

6. 右乳肿物穿刺 倾向非霍奇金淋巴瘤。

【入院诊断】

1. 弥漫大 B 细胞淋巴瘤 non-GCB 型 IV 期，IPI 评分为 4 分。

2. 侵及腹腔、腹膜后淋巴结。

3. 侵及腹壁皮下脂肪组织、双肾、右侧肾上腺、双侧乳腺、心脏及心包。

4. 胸腔积液、腹腔积液、心包积液。

【诊治经过】

肿瘤内科考虑患者合并心包、胸腔、腹腔积液，小便失禁，ECOG 评分为 3 分，病情重，先给予依托泊苷胶囊＋醋酸泼尼松龙诱导化学治疗以减轻肿瘤负荷，给予利尿消肿、碱化尿液、补钙、止吐、抑酸、监测尿 pH。

2019 年 11 月 28 日：开始口服依托泊苷 4 天后，患者因肾水肿停药治疗，症状缓解后给予长春新碱 1mg（第 1～2 天）+ 依托泊苷 100mg（第 1～3 天）+ 环磷酰胺 600mg（第 1～2 天）化学治疗。

2019 年 12 月 5 日：超声心动图示心包大量积液、心脏压塞（图 16–1），心包脏层不规则增厚，警惕淋巴瘤受侵，左心舒张功能减低。肿瘤内科意见：患者活动后呼吸困难、病情较重，心包积液，结合病史，考虑肿瘤侵犯心包、心脏所致，心包穿刺风险大，考虑弥漫大 B 细胞淋巴瘤对化学治疗敏感，可给予积极化学治疗。遂继续给予长春新碱 1mg（第 1 天）+ 依托泊苷 100mg（第 1～3 天）+ 环磷酰胺 600mg（第 1～2 天）化学治疗。

2019 年 12 月 6 日：NT-proBNP 293pmol/L，给予利尿、吸氧、限制入量、减轻心脏负荷。

2019 年 12 月 8 日：NT-proBNP 降至 155pmol/L，肿瘤内科继续给予利尿、吸氧、限制入量、减轻心脏负荷。患者呼吸困难及胸闷症状缓解。

2019 年 12 月 9 日：超声心动图示心包积液较前减少，心包脏层不规则增厚同前相仿，左心舒张功能减低。

2019 年 12 月 24 日：开始给予 R-COP 方案化学治疗，美罗华 600mg（第 1 天），环磷酰胺 500mg（第 1 天）、400mg（第 2～3 天），依托泊苷 100mg（第 1～3 天），多柔比星脂质体 20mg（第 2～3 天），醋酸泼尼松龙 50mg（第 1～10 天）。考虑患者侵犯结外器官多，有中枢侵犯风险，给予鞘内注射阿糖胞苷、地塞米松。

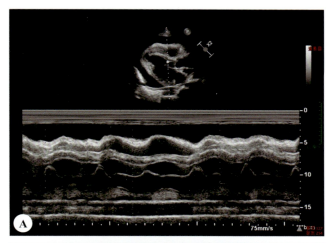

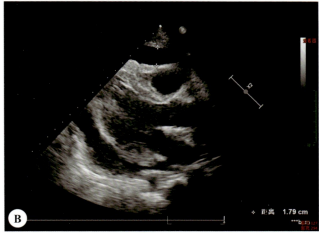

▲ 图 16-1　超声心动图提示心脏压塞、大量心包积液

2019 年 12 月 24 日：NT-proBNP 降至 43.24pmol/L。

2019 年 12 月 24 日：超声心动图示心包积液，较前明显减少；左心房增大，心包脏层增厚较前明显减轻，左心舒张功能减低。

2020 年 1 月 14 日：R-COP 方案化学治疗第二周期，同第一周期剂量。

2020 年 1 月 14 日：超声心动图示心包腔未见液性暗区（图 16-2）。左心房增大，左心舒张功能减低。新冠病毒疫情后序贯口服来那度胺 + 伊布替尼治疗至 2020 年 4 月。

2020 年 4 月 8 日：全身 PET-CT 示原片腹膜后、腹腔、前腹壁皮下结节及肿物，右侧肾上腺结节，此次均未见，考虑治疗后改善（图 16-3）。双肾多发代谢增高灶，大部分与肾盂肾盏生理性摄取重叠，建议 MRI 进一步鉴别肿瘤残存与集合系统内尿液生理性摄取。原片心脏及心包病变，此次未见，考虑治疗后改善（Deauville 5 分？ 1 分？ 请结合双肾病变性质考虑）（图 16-4）。

2020 年 4 月 17 日：门诊复查意见，考虑患者弥漫大 B 细胞淋巴瘤，诱导化学治疗后，2 个周期化学治疗，建议 R-COP 方案序贯治疗，完成总 6～8 个周期。

【总结】

1. 思考与讨论 淋巴瘤可导致心包受累、心包积液，甚至心脏压塞。抗肿瘤治疗同样可能导致心包急症。首先需要判断心包病变是由肿瘤导致的还是抗肿瘤治疗导致。

该患者为肿瘤合并心包急症，此类患者发现心脏压塞后，需判断病情轻重并预估抗肿瘤治疗的有效性，在密切关注和评估病情的情况下可先行规范性抗肿瘤治疗，有望改善心包急症或可免除心包穿刺等创伤。

超声心动图作为重要影像学评估手段，可明确心脏压塞诊

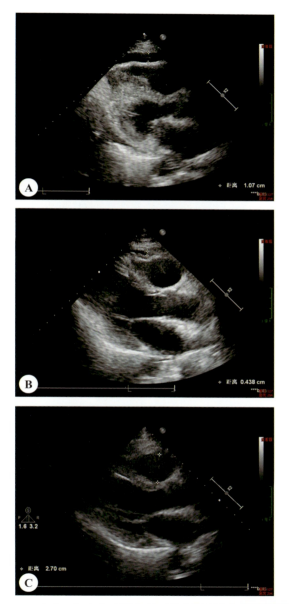

▲ 图 16-2　治疗后超声心动图表现（从上到下心包积液逐渐消失）

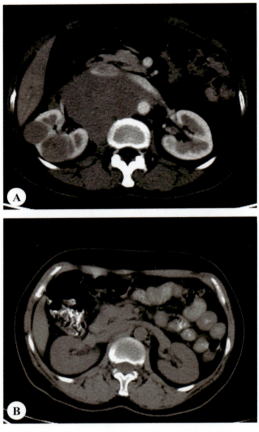

▲ 图 16-3　腹膜后淋巴瘤治疗前后对比

断、并通过观察包括心包积液的改善程度及心包受侵变化以监测治疗效果。

2. 病例启示　患者中年女性，诊断腹膜后弥漫大 B 细胞淋巴瘤，侵犯腹腔及腹膜后淋巴结、腹壁皮下脂肪组织、双肾、右侧肾上腺、双乳及心脏、心包，患病时合并大量心包积液、心脏压塞，为肿瘤急症，临床考虑该病化学治疗效果好，患者病

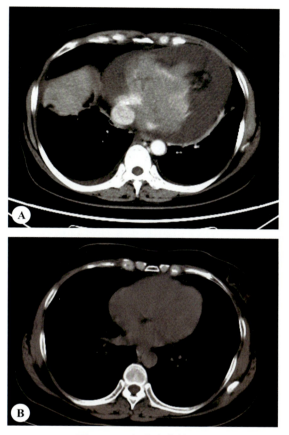

▲ 图 16-4 心脏治疗前后对比

情重，心包穿刺风险高，在密切监测患者生命体征下继续化学治疗、未行心包积液穿刺引流，短时间内患者呼吸症状明显缓解、心包积液逐渐消失，最后取得了肿瘤治疗与心脏并发症治疗的双赢效果。

（冯　莉　常　青　牛丽娟）

17 胃癌靶向治疗期间发生 Trousseau 综合征

【病史简介】

患者，男性，61岁，2016年8月行胃镜检查（2016年8月16日）病理诊断：胃底贲门低分化腺癌。因局部分期较晚，无法行根治性切除，胃肠外科建议行术前新辅助治疗。但患者拒绝化学治疗，自服中药治疗。2016年9月22日因腹胀再次来院，患者病情进展，出现大量腹水及多发骨转移，患者一般状态差，拒绝化学治疗，家属及患者商议后决定口服阿帕替尼（850mg/d）靶向治疗。靶向治疗前心电图正常（图17-1）。靶向治疗期间患者腹胀症状好转，腹水量减少。2016年10月7日，患者突发胸闷呼吸困难急诊入院。

既往史：2015年6月曾患心肌梗死，行 CAG/PCI 术，LAD7# 植入一枚 EXCEL 3.0mm×24mm 支架，术后长期口服阿司匹林、氯吡格雷、阿托伐他汀钙片、琥珀酸美托洛尔等冠心病二级预防药物。否认糖尿病、高血压病史、脂代谢紊乱病史。

个人史：吸烟史40年，每天10支。

家族史：有高血压家族史。

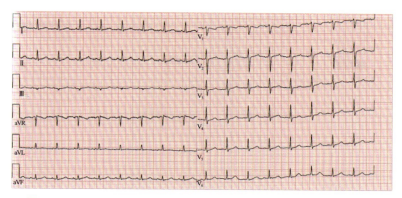

▲ 图 17-1　9 月 22 日入院时心电图示窦性心律，窦性心动过速，大致正常

【入院体格检查】

体温 36.5℃，脉搏 100 次 / 分，呼吸频率 18 次 / 分，血压 120/80mmHg，慢性病容，平车推入病房，体型消瘦，心律齐，各瓣膜听诊区未闻及病理性杂音，双肺呼吸音清，未闻及干湿啰音，腹膨隆，移动性浊音阳性，肝脾肋下未触及，双下肢不肿。

【辅助检查】

1. 实验室检查　详见表 17-1。

2. 心电图　窦性心律，窦性心动过速，不完全右束支传导阻滞，T 波改变（图 17-2）。

3. 肺动脉 CTA　双肺动脉及其分支血栓形成（图 17-3）。

4. 下肢血管超声　左下肢深静脉血栓形成。

表 17-1 实验室检查结果

检查项目	时间										
	9月22日	10月4日	10月7日	10月9日	10月10日	10月11日 (06:50)	10月11日 (06:50)	10月13日	10月15日	10月17日	10月21日
D-二聚体 (μg/ml)	16340↑	—		27010↑	13570↑	12110↑	11710↑		13240↑	15810↑	17890↑
BNP (pg/ml)	—			479.7↑	222.63↑	131.75↑	54.06				
血小板计数 (×10^9/L)	490↑			357.4↑				232		125	74.4↓
CK (U/L)		26	40								
CK-MB (μg/L)		0.07	1.45								
hs-TnI (μg/L)		0.016	0.033								
血气分析 pH				7.528↑							
血气分析 PO$_2$ (mmHg)				70↓							
血气分析 PCO$_2$ (mmHg)				31.2↓							
血气分析 SO$_2$ (%)				95.5%							

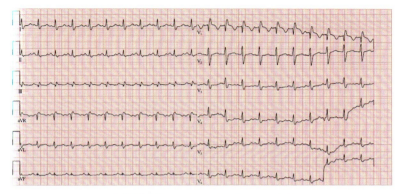

▲ 图 17-2　10 月 7 日 07:40 心电图

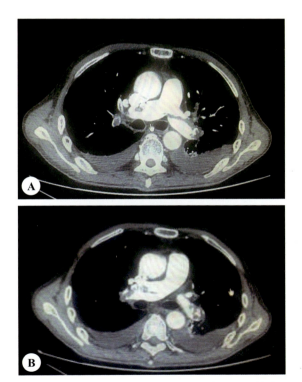

▲ 图 17-3　2016 年 10 月 9 日 CTPA：双肺动脉主干及其分支血栓形成

【入院诊断】

1. 胃癌Ⅳ期。
2. 腹膜转移。
3. 骨转移。

【治疗经过】

急查心肌酶未见异常，心电图示窦性心动过速，ST 段改变，不完全右束支传导阻滞（图 17-4），予硝酸甘油舌下含服胸闷气短略缓解。完善相关检查发现 D- 二聚体、BNP、血气分析出现异常（表 17-1），经皮超声心动图发现右心系统增大，中度肺高压。急查肺动脉 CT 成像发现双肺动脉及其分支血栓形成（图 17-5）。下肢彩超见左下肢深静脉血栓形成。诊断为肺血栓栓塞症。予肝素持续泵入抗凝血同时暂停阿帕替尼治疗。经积极抗凝血治疗患者 D- 二聚体一度下降，BNP 恢复正常，胸闷气短缓解。监测 APTT，APTT 稳定后改为低分子肝素抗凝血，更换低分子肝素抗凝血后 D- 二聚体再次升高。2016 年 10 月 21 复查血常规提示血小板明显降低（较 2016 年 10 月 17 日）（表 17-1），随后出现呼吸困难，下肢瘀斑，右侧肢体抽搐等症状。另外，暂停靶向治疗后，原发病迅速进展。

【转归】

2016 年 10 月 23 日，患者出现循环、呼吸衰竭，抢救无效，临床死亡。

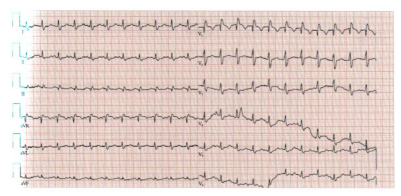

▲ 图 17-4　10 月 7 日 13:06 心电图

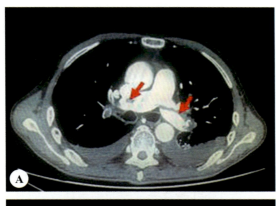

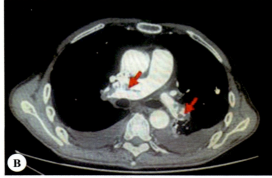

▲ 图 17-5　2016 年 10 月 9 日 CTPA

【总结】

1. 思考与讨论　　肿瘤患者发生血栓性事件的风险极高，统计显示，在静脉血栓患者中，有 20%～30% 为肿瘤患者。并且肿瘤合并血栓形成的患者预后极差。Armand Trousseau 最早提出，许多不明原因的游走性血栓性静脉炎的发生是实体肿瘤的预警信号，许多肿瘤以血栓形成为首发症状，这一规律在腺癌患者中尤为突出。另外，有远处转移的晚期腺癌患者，当存在高龄、肥胖、长期卧床、既往发生过血栓事件、合并心功能不全，血栓事件家族史等危险因素时更易在抗肿瘤治疗过程中出现血栓性疾病。随着研究的进展，Trousseau 综合征的概念更加广泛，任何病理类型的肿瘤患者在病程中发生的游走性静脉炎、动静脉血栓形成、无菌性心内膜炎及弥漫性血管内凝血均统称为 Trousseau 综合征。胃癌是常见的合并 Trousseau 综合征的肿瘤之一，一项针对 2085 例亚洲胃癌患者的前瞻性研究显示，约 3.8% 的患者在初诊 2 年内罹患血栓性疾病。

目前许多观点认为，Trousseau 综合征的发生与肿瘤释放细胞因子激活凝血和纤溶系统及肿瘤细胞释放的炎症因子损伤血管内皮等因素相关。一项前瞻性研究显示：肿瘤患者血浆中微粒体相关组织因子（microparticle-associated tissue factor，MP-TF）活性升高会增加血栓性事件发生的概率。同时 MP-TF 还与肿瘤转移发生率升高有关，直接影响患者的生存时间。目前对肿瘤患者发生血栓事件的机制仍在研究中，肿瘤释放的细胞因子并不是肿瘤患者高凝血状态形成的唯一因素。

另外，除肿瘤自身因素诱发纤溶亢进外，抗肿瘤药也会促进血栓事件的发生。阿帕替尼是血管内皮生长因子受体 2

（VEGFR-2）的小分子抑制药，在晚期胃癌中表现出良好的治疗效果。肿瘤血管生成是肿瘤进展和远处转移的关键步骤，血管内皮生长因子（VEGF）在这一过程中起到重要作用，血管内皮生长因子受体是一种酪氨酸激酶受体，是调控肿瘤血管生成的关键。使用 VEGFR 抑制药阿帕替尼治疗能够显著延长晚期胃癌或胃食管结合部肿瘤患者的中位生存时间和无进展生存时间。最常见的不良反应包括 3～4 级的手足综合征，高血压和蛋白尿，个别病例可出现血小板减少及凝血功能异常。

本例患者诊断为晚期胃癌，既往心肌梗死病史，有长期吸烟史，长期卧床等危险因素，属于发生 Trousseau 综合征的高危人群。入院时血小板计数及 D- 二聚体明显升高，患者处于高凝血状态，因无明显胸闷气短、胸痛症状，体格检查双下肢不肿。使用阿帕替尼抗肿瘤治疗可能在一定程度上参与凝血功能异常的产生。后续治疗过程中患者迅速出现胸痛症状，D- 二聚体、BNP 急剧升高，心电图的动态演变及经皮超声心动图检查均提示发生肺栓塞的可能，肺动脉 CT 成像最终明确肺栓塞的诊断。虽然积极抗凝血治疗后 D- 二聚体一度下降，患者胸闷气短症状好转，但随后出现血小板明显降低及肢体瘀斑等 DIC 表现。加之由于患者初治时拒绝规范化的抗肿瘤治疗，原发病未得到及时有效的控制，肿瘤进展迅速患者最终死亡。

美国肿瘤临床实践指南（American Society of Clinical Oncology Clinical Practice Guideline Update 2015）强烈建议：①对于存在血栓事件高风险的住院患者应给予预防性应用抗凝血药。②推荐肾功能正常的血栓形成患者在最初诊断的 5～10 天使用低分子肝素抗凝血，其作用优于使用肝素。对于深静脉血栓及肺栓塞的患者建议中等强度的抗凝血治疗至少维持半年。③目前新型口服抗凝血药并不推荐用于肿瘤合并血栓事件的患者。④对于门诊肿瘤患者未合并血栓事件高危因素时，不推荐常规使用抗凝血药。⑤肿瘤患者需定期评估血栓形成风险。

2. 病例启示　该病例提醒肿瘤科医生，在治疗患者原发疾病的同时，需警惕 Trousseau 综合征的发生，对高危患者尽早使用抗凝血治疗预防血栓事件的出现，能够在一定程度上改善患者的预后，延长生存期，真正实现肿瘤的综合化、个体化治疗。

（王晓杰　邓晓琴）

参考文献

[1] Timp JF, Braekkan SK, Versteeg HH, et al. Epidemiology of cancer-associated venous thrombosis. Blood, 2013, 122(10): 1712–1723.

[2] Masubuchi H, Maeno T, Uchida M, et al. A case of Trousseau syndrome caused by pulmonary adenocarcinoma that was controlled for one year and 10 months with thrombosis treatment using an EGFR tyrosine kinase inhibitor and chemotherapy. Respir Med Case Rep, 2015, 15: 101–105.

[3] Varki A. Trousseau's syndrome: multiple definitions and multiple mechanisms. Blood, 2007, 110(6): 1723–1729.

[4] Falanga A, Marchetti M, Vignoli A. Coagulation and cancer: biological and clinical aspects. J Thromb Haemost, 2013, 11(2): 223–233.

[5] Lee KW, Bang SM, Kim S, et al. Theincidence, risk factors and prognostic implications of venous thromboembolism in patients with gastric cancer. J ThrombHaemost, 2010, 8(3): 540–547.

[6] F J Sherida H Woei-A-Jin, Margot E T Tesselaar, Patrica Garcia Rodriguez, et al. Tissue factor-bearing microparticles and CA19.9: two

players in pancreatic cancer-associated thrombosis?British Journal of Cancer, 2016, 115(3): 332–338.

[7]　Li J, Qin S, Xu J, et al. Randomized, double-blind, placebo-controlled phase Ⅲ trial of Apatinib in patients with chemotherapy-refractory advanced or metastatic adenocarcinoma of the stomach or gastroesophageal junction. J ClinOncol, 2016, 34(13): 1448–1454.

[8]　Lyman G H, Khorana A A, Kuderer N M, et al. Venous thromboembolism prophylaxis and treatment in patients with cancer: American Society of Clinical Oncology Clinical Practice Guideline Update. Journal of Oncology Practice, 2015, 11(3): e442–e444.

【病史简介】

患者，女性，68 岁，以"反复双下肢水肿伴活动后胸闷气短 2 年余，加重 1 月"为主诉入院。既往无高血压、糖尿病、冠心病等疾病病史。否认家族病史。

【入院体格检查】

颈静脉怒张，肝颈静脉回流阳性，双肺呼吸音清，未闻及干湿啰音。心率 110 次 / 分，律绝对不齐，第一心音绝对不等。肝大，肋下 2cm 处可触及。双下肢腰以下对称指凹性水肿。

【辅助检查】

1. 实验室检查 BNP 268.11pg/ml，血常规提示轻度贫血，血红蛋白（HB）108.00g/L，余指标大致正常，肝功示白蛋白（ALB）32.7g/L，余指标未见异常，心肌酶、D- 二聚体、肾功正常。

2. 心电图 异位心律、电轴左偏，心房颤动伴快速心室率，肢导低电压，$V_1 \sim V_3$ 导联 R 波递增不良。

3. 超声心动图 LVEF 55%，E/e' 25（侧壁），双房大（左心房四腔心 47mm×63mm，右心房四腔心 44mm×58mm），室间隔增厚（11mm），二尖瓣和三尖瓣中重度关闭不全，下腔静脉增宽（23mm，随呼吸变化率降低），少量心包积液，中度肺高压（RVSP 53mmHg），不除外心肌淀粉样变性可能。

4. 免疫固定电泳、血尿轻链、尿本周蛋白等检查 结果提示：血轻链示血 λ 链 5.47g/L ↑、血 κ/λ 值 0.33 ↓。本周蛋白（BJ）阴性。尿 κ 链＜6.31mg/L、尿 λ 链＜3.47mg/L，血游离 λ 轻链（－）、血游离 κ 轻链（－）。血 IgA λ 型单克隆免疫球蛋白阳性，IgG λ 型、IgG κ 型、IgA κ 型、IgM λ 型、IgM κ 型单克隆免疫球蛋白均阴性。免疫球蛋白 A 16.8g/L ↑，免疫球蛋白 G、免疫球蛋白 M 正常。补体成分 C4 0.251g/L；ASO、Rf、CPR、ANA、抗 ENA 抗体未见异常。

5. 骨髓穿刺活检 骨髓象浆细胞 3%。骨髓病理诊断：骨髓活检 HE 及 PAS 染色示骨髓增生较活跃（60%），浆细胞增多，散在及簇状分布，粒红系细胞散在分布，巨核细胞易见；网状纤维染色（MF-0 级）；免疫组化 CD38（＋）、CD138（＋）、κ（－）、λ（＋）、CD56（＋）、CD3（－）、CD20（－）。诊断结果：浆细胞肿瘤。

【入院诊断】

考虑患者存在肝大、外周重度水肿，以右心衰症状较为突出，表现为限制型心脏病，且心电图提示心房颤动、肢导低电压，超声心动图提示室壁厚、心肌闪烁征，高度怀疑心肌淀粉样变性。同时与其他表现为右心衰的疾病相鉴别，其中包括

①缩窄性心包炎：老年女性，2年来咯血2次，超声心动图显示少量心包积液，需警惕结核感染导致缩窄性心包炎，但患者无低热、盗汗，心脏听诊未闻及心包摩擦音，进一步行肺CT未见粟粒灶、结核球等表现，故暂不考虑；②肺源性心脏病：患者老年女性，此次主要因双下肢水肿入院，需考虑肺部疾病如慢性阻塞性肺疾病、肺栓塞等导致右心衰竭，但患者既往无慢性支气管炎、支气管哮喘等反复发作的咳嗽、咳痰、喘息病史，故暂不考虑；③先天性心脏病：如房间隔缺损、动脉导管未闭、动-静脉瘘等疾病，但患者心脏听诊未及特征性杂音，心脏超声为见上述病变，暂不考虑。

【治疗经过与转归】

根据症状、体征、心电图、超声心动图表现和血液科专科相关检查，高度怀疑淀粉样变性，但患者于行心内膜心肌活检术时突发喘憋不能继续耐受操作，未能获得确诊的病理学依据。

治疗上予托拉塞米利尿、减轻心脏负荷，琥珀酸美托洛尔缓释片控制心室率，达比加群酯口服抗凝血及改善循环营养心肌等治疗。经治疗后患者症状缓解、水肿减退出院。

1个月后患者再次因双下肢水肿及胸闷、气短加重入院。此次入院检查患者血红蛋白88g/L，较1个月前（108g/L）有所下降；白蛋白30.9g/L，较前无明显变化；肾功大致正常，血钾、血钙时有降低，考虑与应用利尿药有关，经补充后可恢复至正常。余化验大致同前。

予利尿治疗10天左右，患者活动后胸闷气短好转，但外周循环瘀血难以缓解，大剂量利尿药治疗下双下肢水肿仍持续不减轻，故向患者及家属建议行心力衰竭超滤治疗，经其同意后行超滤治疗，共滤出液体 3268ml，尿量约 2000ml，双下肢水肿明显消退，治疗效果理想。

综合以上病史及病程，提出最终诊断：浆细胞肿瘤 IgA λ型心肌淀粉样变性？慢性心力衰竭心功能Ⅳ级 C 期 心律失常 持续性心房颤动二尖瓣关闭不全（中重度）三尖瓣关闭不全（中重度）。

【总结】

1. 思考与讨论　临床上将心肌淀粉样变性分为五种类型，其中包括原发型（轻链型）、遗传型、老年性、β_2- 微球蛋白相关性和继发型。根据 Rapezzi 等研究，原发型患者预后较差，而遗传型和老年性预后较好，因此认识临床分型很重要。原发型心肌淀粉样变性又称轻链型，临床上最常见、病情也最重的类型，是由于单克隆免疫球蛋白轻链沉积在心脏所致，少部分患者合并浆细胞增生性疾病，如多发性骨髓瘤。部分患者合并有其他脏器受累包括皮肤、眼睛、肾脏、神经系统等。50% 的患者有心力衰竭的表现，且常以舒张功能障碍为主，表现为限制性心肌病，早期表现为右心系统压力过高、下肢水肿和颈静脉充盈等，晚期可出现腹水。部分患者有低血压或高血压患者"血压正常化"，体位性低血压常见。

2. 病例启示　本例患者右心衰症状突出，逐渐累及全心，表现为限制型心脏病，存在心律失常（心房颤动），且心电图提示肢导低电压、心脏彩超提示室壁厚、心肌闪烁征，比较符合心肌淀粉样变性的临床特点。心肌淀粉样变的临床类型以原发型（轻链型）最为多见，部分患者合并浆细胞增生性疾病，如多发性骨髓瘤。结合患者血 λ 链，血 IgA 等结果异常升高，故考虑该患者为多发性骨髓瘤继发心肌淀粉样变性可能性大。多发性骨髓瘤（MM）是浆细胞恶性增殖性疾病，骨髓中克隆性浆细胞异常增生，并分泌单克隆免疫球蛋白或其片段（M 蛋白），导致相关器官或组织损伤。诊断 MM 主要指标为：①骨髓中浆细胞＞30%；②活检证实为骨髓瘤；③血清中有 M 蛋白。但对于该患者，其骨髓象浆细胞 3%，不到 10% 的诊断标准；血清中 M 蛋白未达到诊断标准中的 IgG＞35g/L 或 IgA＞20g/L，无其他 MM 表现，如溶骨性病变、高钙血症、肾功能不全、高黏血症等，故 MM 诊断依据不足。骨髓病理提示为浆细胞肿瘤且存在单克隆免疫球蛋白血症（MGUS），具有重要的参考价值。故认为该患者非多发性骨髓瘤，而系浆细胞肿瘤产生游离轻链使淀粉样物质沉积于心肌继而发生心力衰竭。

由于恶变的浆细胞分泌大量的游离轻链，通过物理浸润和化学毒性作用引起心脏功能障碍。有研究报道，通过降低血清游离轻链的浓度可以改善受累器官的功能，进而改善患者预后。因此，可应用蛋白酶体抑制药来削弱轻链毒性作用。针对心脏相关症状的治疗，利尿治疗为基础治疗，若合并肾功能不全应注意保持出入量平衡。由于洋地黄类与沉积于心肌的淀粉样物质结合后不易清除，易发生中毒反应，而钙通道阻滞药具有负性肌力作用，故洋地黄类和钙通道阻滞药均为禁忌。对合并心房颤动者，高危患者应考虑抗凝血治疗。

对于 50 岁以上患者，有原发性全身性淀粉样变的临床表现或其他疾病易致淀粉样变者，如出现进行性顽固性心力衰竭，X 线胸片示心脏并不扩大，超声心动图示左心室腔偏小，左心室后壁及心室间隔增厚者，应高度怀疑为淀粉样变心肌病。该病尚无特效疗法，对多发性骨髓瘤伴有淀粉样变性应予原发病的治疗。

（李青松　张艳丽　刘　莹　姜一农）

参考文献

[1] 程中伟, 倪超. 心肌淀粉样变临床诊治进展. 临床内科杂志, 2011, 28(7): 444–446.

[2] Rapezzi C, Merlini G, Quarta CC, et al. Systemic cardiac amyloidoses: disease profiles and clinical courses of the 3 main types. Circulation, 2009, 120(13): 1203–1212.

[3] Dubrey SW, Cha K, Anderson J, et al. The clinical features of immunoglobulin light-chain (AL) amyloidosis with heart involvement. QJM, 1998, 91(2): 141–157.

[4] 康琳, 程中伟, 陈唯韫, 等. 第 389 例——活动时气短 3 年, 双下肢水肿伴夜间呼吸困难 4 个月. 中华内科杂志, 2010, 49(3): 279–280.

[5] 陈灏珠, 王吉耀. 实用内科学. 14 版. 2013: 2444–2445.

[6] Palladini G, Barassi A, Klersy C, et al. The combination of high-sensitivity cardiac troponin T (hs-cTnT) at presentation and changes in N-terminal natriuretic peptide type B (NT-proBNP) after chemotherapy best predicts survival in AL amyloidosis. Blood, 2010, 116(18): 3426–3430.

[7] Merlini G, Seldin DC, Gertz MA. Amyloidosis: pathogenesis and new therapeutic options. J Clin Oncol, 2011, 29(14): 1924–1933.

[8] Kaufman GP, Dispenzieri A, Gertz MA, et al. Kinetics of organ response

and survival following normalization of the serum free light chain ratio in AL amyloidosis. Am J Hematol, 2015, 90(3): 181–186.

[9] Kholová I, Kautzner J. Current treatment in cardiac amyloidosis. Curr Treat Options Cardiovasc Med, 2006, 8(6): 468–473.

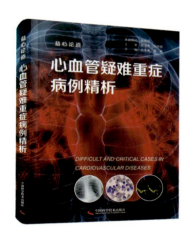

名誉顾问　韩雅玲

主　　审　周玉杰　张抒扬

主　　编　史冬梅　柴　萌

定　　价　108.00 元

　　本书收集了来自 20 余家医院的数十例心血管疑难重症病例。每个病例均包含基本临床资料、总结、知识点拓展及参考文献。这些医院包括：首都医科大学附属北京安贞医院、中国医学科学院阜外医院、中国医学科学院北京协和医院、解放军总医院、北京大学第一医院，北京大学第三医院、北京大学人民医院、首都医科大学附属北京友谊医院、首都医科大学附属北京同仁医院、首都医科大学宣武医院、首都医科大学附属北京朝阳医院、首都医科大学附属北京世纪坛医院、中日友好医院、清华长庚医院、清华大学第一附属医院、航天中心医院及空军特色医学中心等优秀的医疗机构。

　　此书通过深入浅出的分析探讨，帮助读者提高临床诊断治疗思维，获得新知识、新启发，适合心血管专业的临床医师、临床医学生及科研人员分享借鉴，共同进步。

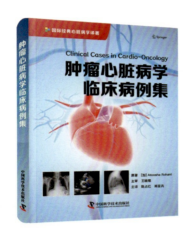

原著　[加] Atooshe Rohani

主审　王晓稼

主译　陈占红　郑亚兵

定价　108.00 元

本书引进自 Springer 出版社，是 *Clinical Cases in Cardiolog* 系列丛书之一，共纳入肿瘤心脏病学相关病例 24 例，较为全面地介绍了近年来颇受临床关注的肿瘤患者在接受肿瘤疾病治疗过程中诱发心脏病的机制、临床表现、治疗策略及经验荟萃。全书病例资料均基于临床真实病例，辅以图表，简明易读，可为内科医师、心脏病学医师及肿瘤病学医师精确定义疾病诊断和明确处置标准提供实用性临床指导，有利于临床决策能力的进一步提升。

出版社官方微店